世界一ラクな「がん治療」

小学館

はじめに

世界一ラクで、お金もかからず、長生きできるがん治療

………近藤誠

みんなどうして気がつかないんだろう、といつも思います。
世界一ラクで、お金もかからず、長生きできるがん治療があることを。
「がん放置療法」のことでしょ。
でも、がんをほっとくなんて、こわくて心配で、わたしにはとてもムリ。
家族のがんを「見て見ぬふり」なんて、ゼッタイできない。

……患者さんから、何度もそう言われました。

あーあ。わかってもらえてないなあ。

「がんはなんでもほっておけ」なんて、僕は一度も言ってないのに。

よく「医療否定」と言われてしまうけど、逆なんです。僕は、慶應義塾大学病院時代から40年、一貫して「患者さんがいちばんラクに長生きするために必要な医療」をさがし抜き、肯定してきました。

「十人十色のがんの、それぞれの症状に応じて、こんなにきめこまかく対処法を考えてきた医者は、世界中さがしてもほかにいないはず」と、自負しています。

がんは本来、亡くなる直前まで、歩いたり話したりできる病気です。

むやみに臓器を切り取ったり、抗がん剤を打ったり、点滴をするから、やせ細って苦しみ抜いて、大切な人に「さようなら」さえ言えずに、死ななければならないのです。

むかし日本人の多くは、枯れるように穏やかに「老衰死」していました。その多くは、がんによる自然死だったと僕は見ています。

本書で対談している萬田緑平医師も、かつては群馬大学医学部附属病院で、がんの手術や抗がん剤治療をとことんやっていました。

そして病院で苦しくてつらい死ばかり見て、いまは、がんでもラクに生きていくための「在宅緩和ケア」に取り組んでいます。

国民の3人に1人が、がんで逝く時代です。

がんは、自分の遺伝子がちょっと変化して育ってくる「自分自身」。

それを「病魔」「敵」と見ていじめるのは、自分をいじめるのと同じなんです。

がんが見つかっても「一緒に生きていく身内」と考えた方が、ずっと安らかに暮らせます。お金もかからないし、いたずらに命を縮める心配もありません。

「世界一ラクながん治療」をマスターして、人生を楽しみ、ニコッと笑ってハッピーに旅立ちましょう。

亡くなるその日まで自立して、楽しく生き抜こう

………萬田緑平

人生のラストを自宅で過ごしたい。そう願うがん患者さんを支えるのが、「在宅緩和ケア医」である僕の仕事です。以前は外科医として、手術も抗がん剤もバンバンやっていました。

いま、がんの治療はいっさいしません。痛みや呼吸苦は、モルヒネなどの医療用麻薬を使って、しっかり抑えています。

これまでに何千人も、亡くなっていく人を見てきて、患者さんに教わったんです。がんと闘わないこと、治療がつらいと思ったら「やめる」ことを選び、自然に任せていれば、がんでも決して、のたうちまわって死ぬことはない。むくみや、腸閉塞や、肺炎の苦しみもない。

そして「こんなにもつとは」ってまわりが驚くほど、世間の常識より長く生きる人が多いということを。

逆に「少しでも長生きしたい。させたい。やれることはなんでもしたい」と考えることが、つらい死を招きやすいんです。

特に高齢者は、だんだん生きるのもしんどくなってるけど死にたくない。でも、治療で苦しむよりは、できるだけラクに生きたい……と揺れ動いています。

だから、本人の好きにさせてあげましょう。

いま52歳の僕自身も、ここ10年ぐらい検査・検診をなにも受けていません。がんが見つかって、死ぬほどつらい治療をして、あちこち痛んで不自由になって、再発して……なんて、耐えられないから。

早期発見・早期治療で「治った」がんはおとなしいから、ほっといても命にかかわらないのでは。一方「治療したのに再発したがん」は治療に刺激されて、かえって進行が早まったのでは。僕はそう思います。近藤誠先生の「がん放置療法」の考え方と似ています。

いま僕がかかわる患者さんの大半は、亡くなるその日まで話をして、安らかに天に召されます。

「絶対にオムツはいやだ」と言ってでもトイレに行く人は、最後まで自立しています。

僕自身も、人生の最終章を治療に捧げて終わるなんて、まっぴらゴメン。

「がんになっても治療しないで、家で自立して楽しく生き抜くぞ」と心に決めています。

どうぞ本書を最後までゆっくり、読んでみてください。

☆巻末に、近藤誠、萬田緑平両医師の「世界一ラクがんノベル」を添えました。

もくじ

第2章 がん治療のベルトコンベアから飛び降りる

第3章 がんほどつきあいやすい病気はない

第4章 在宅緩和ケアのすすめ

第5章　がんの終末期をどう過ごすか

世界一ラクがんノベル

第1章

がんを治療しない自由

笑ってピースして天に旅立つ、在宅のがん患者たち

萬田 世界一ラクな「がん治療」。明るくてホッとしますね。

近藤 僕も、このタイトルはまさに自分の目ざしてきたことだと思って、うれしくて。

萬田 世間では、がんといえばもがき苦しんで死ぬ病気と思われてますけど（スマホを取り出して）、この写真、見てください。病院での治療をやめて、家に帰ったがん患者さんです。

近藤 おじいちゃんがベッドで家族に囲まれて……うれしそうにピースしてるね。

萬田 なんと、亡くなる前日ですよ。こういう明るい旅立ちに、僕はしょっちゅう立ち合っています。

近藤 萬田さんは外科から緩和ケアに転じたんですね。

萬田 大学病院の外科医を17年やって、この緩和ケア診療所「いっぽ」に勤め始めて、もう8年になります。

近藤 緩和ケアって「苦痛をやわらげるケア」という意味だけど、わかりにくいみた

いね。

萬田　「は？　かんおけ屋？」って言われちゃったり（笑）、「治療法がなくなって最後にたどりつくところ」「生きるのをあきらめること」みたいに、絶望的な感じで受け取られやすいです。

末期がんでも、痛みをうまく抑えてゴルフなんか楽しみながら、何年も生きる人はいっぱいいるのに。

近藤　萬田さんは「生き抜き屋」を名乗っていますね。

萬田　在宅緩和ケア医の仕事は、患者さんが最後まで自宅で自分らしく生き抜くことを、お宅にうかがって支援することだと思っています。

近藤　治療をすることもありますか？

萬田　**がんを治そうとする治療はいっさいしません。**「治療をあきらめるんじゃない。治療をやめて自分らしく生きるんだ」というのが、僕のモットーです。もちろん、家で生き抜くための治療はしますよ。

25センチの卵巣がんを抱えて3年元気

近藤　「いっぽ」の患者さんのほとんどは、いわゆる「末期がん」のかたたちですね。

萬田　そうです。末期といってもピンからキリまで、余命でいうと「ゼロ日」から5年以上まで幅はすごくあるけど。「末期」の定義は、なかなか難しいです。

近藤　「がんを治療する手段がほとんどない人たち」と言い換えられるかな。

萬田　そういう人が7割ぐらい。ほかに、治療をやめて病院から抜け出してきたり、最初から一貫して「手術も抗がん剤治療もしたくない」という人もいます。

近藤　たとえ**末期がんでも、苦痛さえ取ってあげられたら、ほぼ日常生活に戻れる**でしょう。

萬田　特に、最初から治療をしなかった患者さんは、世間の「末期がん患者」のイメージとまったく違いますよね。

近藤　3年前（2013年）に25センチの巨大な卵巣がんと腹膜転移が見つかったAさんも、手術も抗がん剤もしないで、いまもとてもお元気でしょう。

萬田　群馬在住の40代のかたですね。Aさんは近藤先生のセカンドオピニオンを受けて、卵巣がん「放置」を選び、腹水がたまってきてから「いっぽ」に月に何回か通って、通算100回以上腹水を抜きながら、いまもふつうに仕事をして過ごされています。

近藤　そう、Aさんは卵巣がんとがん性腹膜炎が大学病院で見つかって、「左右の卵巣と子宮の完全摘出、リンパ節切除、6回の抗がん剤治療」を翌月から始めようと言われていて。

萬田　そこで近藤先生の著書に出合ったと聞きました。

近藤　手術が決まった日に、たまたまコンビニで僕の本を見つけてすぐ相談にみえた。何回かみえていますが、初回の相談票には「子どもがまだ小学生でもあり、がんと共存していけることや、放射線治療のことを知って、本当に生きる希望が出てきました。抗がん剤治療は絶対にいやです」と書いてありました。

生気にあふれた末期がん患者

萬田　Aさんは当初、卵巣の巨大腫瘍に加えて、腹水が20リットル以上もたまっていました。数年間、腹水や胸水を抜く治療だけでふつうに暮らしている患者さんは何人も知っていますが、Aさんみたいな状態で3年以上もあんなに元気な患者さんは、初めてです。

近藤　一方、Aさんの親友Bさんは悲運です。Aさんと同時期に乳がんが見つかり、乳房の全摘手術と抗がん剤治療を受けてすぐ、脳転移が見つかってまもなく亡くなったそうです。

Bさんは、たびたびの抗がん剤治療と放射線治療で、最後はやせ衰えてまゆ毛も頭髪も抜け落ちて、目は落ちくぼみ、Aさんはなかなかショックから立ち直れなかったと。

萬田　脳転移は大変つらいですね。言葉がありません。

Aさんのお子さんは、もう中学生です。もうひとり、同じ卵巣がんで手術だけしたCさんと週に2回、「いっぽ」に来て、ベッドを並べておしゃべりしながら2年近く、毎回何リットルも腹水を抜いて励ましあっています。

近藤　彼女たちは、これまで緩和ケアの対象になってきた、とことん治療してボロボロになった人たちとはまったく違う、「生気にあふれた末期がん患者」だと思うんだ。

そういう患者さんを支えることができるのは、萬田さんだけじゃなく、世の緩和ケア医のみなさんにとって、大きな喜びじゃないかなあ。

萬田　世間の常識では、卵巣に25㎝のがんがあったらすぐ手術と抗がん剤治療だし、腹膜に転移があって、腹水までたまり始めたら余命いくばくもありません。だけどAさんは、腹水だけ抜いてなにもしないで、何年も仕事を続けて、ふつうに暮らしています。人間の体は、とてつもないパワーを秘めています。もちろん、なにが正しいかはわかりませんけどね。Aさんは、手術や抗がん剤治療をしていたら、とっくに亡くなっているかもしれないし、もっと元気かもしれない。医師でなく患者本人が選んで決めたことが、その人の人生の正解です。本人が決めた生き方を、周囲、家族、医療すべてが支えてあげるのがいちばんです。

近藤　ともあれAさんが3年以上お元気に過ごされて、本当によかった。

千代の富士と大橋巨泉さんのがん闘病

萬田　今年（2016年）も、たくさんの著名人ががんで亡くなっていますね。

近藤　著名人はしょっちゅう、人間ドックでがんが見つかって治療に突入して命を縮めています。元横綱千代《ち よ》の富士《ふ じ》（先代の九重《ここのえ》親方）は昨年、早期すい臓がんの手術をしてからみるみるやせて、1年で亡くなったでしょう。それから大橋巨泉《おおはしきょせん》さんは、11年間に手術5回、放射線治療4回、抗がん剤治療を2回受けて、結局がんに命を奪われています。

萬田　すさまじい治療歴です。

近藤　巨泉さんは、まず2005年に人間ドックで早期胃がんを発見され、胃の半分を切除して、15年末に腸閉塞で緊急入院。絶食のため激ヤセされています。

一般に腸閉塞のほとんどは、過去の腹部の手術の後遺症だからね。

萬田　手術で腸をいじるから腸をおおう腹膜を傷つける。すると傷が治る時、腹膜どうしがくっついて癒着しやすく、食べたものが通らなくなる合併症です。

近藤　**早期胃がんはほぼ命を奪わない〝がんもどき〟**だから、巨泉さんは胃を切除する必要なんて全くなかった。もし〝本物のがん〟でも、がんを切除したことで寿命が延びたと証明できるデータは、世界にひとつもないんだから。

ロボット手術で有名な宇山一朗《う やまいちろう》医師と対談した時も、「がんの切除手術で患者の寿命が延びたというエビデンスはない」と認めていました。

萬田　う〜ん。しかし巨泉さんはなんでもとことんやる性格なんですね。

近藤　「がんは闘うか死ぬか」とよく言っていたそうです。

その後の中咽頭《ちゅういんとう》がんや鼻腔《びくう》がんの治療も、僕からすると無意味有害で、やらない方がよかった。

萬田　がんと闘い抜くのもその人の生き方で、僕は、いいんじゃないかなと思います。

自宅で好きに生きられると、最後までラク。日本人の８割以上は病院で「苦痛死」

近藤　**がんは本来は、そう苦しまない病気**なんだけどね。むかし身の回りにいっぱいあった「老衰死」の大半は、がん死でしょう。多くの人が、がんと気づかないまま「なんだか体調がおかしい」「食欲がない」と首をひねっているうちに衰えて、自宅で自然に逝ってた。

萬田　病院ではそうはいかないですね。僕が若いころ、病院でがんで亡くなる患者さんはみんな、苦しそうに顔をゆがめてました。点滴、経鼻胃管、高カロリー輸液、尿や胆汁の通りをよくするための管……あらゆるチューブにつながれて、酸素吸入をして、痰《たん》がゴロゴロいって。

近藤 まさに「苦痛死」。在宅の患者さんはまったく違うよね。

萬田 自宅なら、本人の好きに生きられますからラクに逝けます。本人が望まないから、点滴もしなくてすむことがほとんど。すると肺がむくまないから呼吸もラクだし、自然な脱水状態だと痰もからまず、ゼゴゼコ、ゴロゴロをめったに聞きません。**本人がつらくないと、病院で言われていた余命より長生きしますし**ね。

近藤 痛みもつらさも心の問題が大きいから「住み慣れたわが家に戻ったとたん、ウソみたいにラクになった」っていう話も、よく聞きます。

萬田 確かに、家に帰ると痛まない人も多いです。しかしここ何十年も、日本人の8割以上はいやおうなく、病院で最後の最後まで治療されてる。

いまの日本では、自分で自分の人生のシナリオを書いて、わりと自由に生きていけますよね。なのに肝心の「人生最後」だけは、たいてい家族が勝手に願いを書いて医者に渡して、「先生、やれる治療はなんでもして、1分1秒でも長くもたせてください」。

近藤　患者さんが、かわいそうだよ。「香典医療」っていって、最後の数か月間に一生の医療費の２割が使われるぐらい、メチャクチャ治療されちゃう。

萬田　そんな最後、本人はつらいに決まってます。もちろん、がんばりたい人は止めませんが、問題は、「お父さんは死にたくないと思ってるから」と、家族にがんばらされること。誰だって死にたくないけど、それと「最後まで治療でがんばる」ことはまったく違うんだよなあ。

緒形拳さんの決断

近藤　でも、自分のシナリオを生涯貫く人もちゃんといて。たとえば俳優の緒形拳《おがたけん》さんは慢性肝炎、肝硬変、肝臓がんを患った8年間、「演じ続けたいから」と、手術も抗がん剤治療もすべて突っぱねた。

最後のドラマの時は黄疸《おうだん》（肝臓が働かなくなって命があぶないサイン。白目や皮膚が黄色くなる）が出ていて、医者に「もう仕事には行けませんよ」と言われたのを振りきって地方ロケまでやりとげて、戻ったら黄疸が消えていたそうです。ドラマの制作発表にも出て、その5日後に、71歳で亡くなっています。

萬田　親友の津川雅彦《つがわまさひこ》さんに看取られたそうですね。

近藤　「実に安らかに、まったく苦しむ様子も見せず、名優らしい！　カッコいい！　立派な最後だった！　俺もあんな死に方したい」と、津川さんがブログで感嘆されてました。

萬田　最終章のシナリオも自分でちゃんと書いて、カンペキに演じきったんですね。そのカギは、実は家族が握っていて、本人がそうしたくてもたいてい家族が許さない。緒方さんは家族が認めてくれたんでしょう。

近藤　緒形夫人が取材記者に「なにもしないという近藤先生の治療法に、主人は大賛成でございました。最後は本当に眠るように亡くなって、私たち家族にとっても、救いでした」とおっしゃったそうです。

萬田　緒形拳さんの役者魂を、夫人が深く理解されていたんですね。

小林麻央さんが続けた抗がん剤治療のリスク

萬田　近藤先生は、市川海老蔵《いちかわえびぞう》夫人、小林麻央《こばやしまお》さんの乳がん治療についても発言されてますね。

近藤　麻央さんは抗がん剤治療を長期間、続けることになって大変つらかったと思う。

萬田　アメリカで、抗がん剤治療をしている**進行がん患者の6〜8割が「抗がん剤でがんが治ると誤解している」**というデータを見たことがあります。

近藤　抗がん剤という名前がまやかしで、実は固形がん（臓器に塊をつくるがん）を治すどころか、延命効果もあやしいんです。がんが一時的に小さくなっても、患者が急死することが多いし。

抗がん剤のほとんどは毒薬指定で、「この抗がん剤を何クール投与」ってガイドラインで決められている量を続けると、健康な人でも半年から1年程度で半分が死んじゃう。1回でやめても脱毛や手足のしびれ、味覚のマヒが一生続いたり。副作用も、ひとつの抗がん剤で100を超えるものもあるんだから。

萬田　抗がん剤治療は戦争です。敵＝がんが勝つか、味方＝体が勝つかの戦い。自分はやられずに相手だけ殺そうなんて、そんなに都合よくはいかない。

勝つ（命が長くなる）チャンスもあれば、負ける（命を削る）リスクもある戦いなのを、よく理解して戦わないと。

近藤　僕は、抗がん剤を打つのは農薬を飲むのと同じで、勝ち目のない戦いだと思うなあ。

治療がずるずる引き延ばされやすい理由

萬田　ただ僕は、抗がん剤で腫瘍が完全になくなった患者さんを何人か見ているので、医者も患者も「やめられない」気持ちはわかります。

近藤　その患者さんが、数年後にどうなったかは見てないでしょう。

萬田　そうですね。何年も担当したわけじゃないです。

近藤　乳がんの場合、初めて抗がん剤を使うと6～7割の人が、いったん腫瘍が小さくなる。まったく見えなくなる人もいます。

それを医者は「抗がん剤が効いた」「がんが消えた」って言うんだけど、なにもしなくても消えた〝がんもどき〟を僕はいっぱい見てるし、命を奪う〝本物のがん〟は、必ずまた大きくなってくる。それから、腫瘍が小さくなっている間も、同時に正常細胞も叩かれるからね。

肺がん治療薬のイレッサの副作用で900人近くが亡くなったけど、その大半が「腫瘍は小さくなりました。でも患者さんは数日から数週間で急死」という悲劇でした。

萬田　抗がん剤で延命できたとしても、1か月から半年程度と言われていますね。

近藤　副作用に苦しむ時間の方が長い。延命したというデータにはほぼ例外なく、製薬会社の息がかかってるし。

萬田　抗がん剤の変更や中止のタイミングは血液検査や腫瘍の大きさで決まるけど、「この抗がん剤がダメなら次はこれ」っていう流れにのって、治療がずるずる引き延ばされやすくて。

近藤　そう。基本的に専門家たちは、抗がん剤で治るとは思っていなくて、1次治療で仮にがんが小さくなっても、たいていすぐ増大してくることを知っている。

だけど「無意味だから、抗がん剤はもうやめましょう」とは言わないのが医者たちの流儀。２次治療、３次治療……と提案して、患者・家族もそれにのってしまい、キリがなくなるんだ。

梨元勝さんの悲劇が語る、抗がん剤ロシアンルーレット

近藤　抗がん剤治療はロシアンルーレットと同じで、いつ急死するかわからないことも、医者はちゃんと伝えないから。

萬田　「最後の抗がん剤」という言葉がありますね。

近藤　たとえば芸能レポーターの梨元勝《なしもとまさる》さん。肺がんで入院した時は、病室に仕事用の電話を２本も引くほど元気だったのに、抗がん剤治療が始まると急死してしまったんです。入院後、たった２か月半で。

萬田　梨元夫人が新聞で「抗がん剤治療に疑問を感じた」と。

近藤　抗がん剤をやらないと３か月で死ぬ、と主治医に言われて、治療に踏みきった。

ところが、梨元さんのがんは小細胞肺がんとほかの肺がんの混合型で、抗がん剤の効果は不明だと、亡くなったあとに知らされたっていうね。ひどいよなあ。

萬田　同じような話をしょっちゅう見聞きします。

近藤　梨元さんは抗がん剤でみるみるやつれて、1か月でなにも食べられなくなって、「では、副作用の少ない抗がん剤に換えましょう」って渡された薬にやられちゃった。

萬田　医師は「この抗がん剤がダメならこれ」って決められた標準治療のとおりに、一生懸命やっているんだけど、副作用の出かたは人それぞれですからね。

近藤　亡くなる前日、梨元さんは水も飲めなくなって息も絶えだえで「抗がん剤、やめようかなあ」って訴えたのに、主治医に「決められた分はちゃんと飲んだ方がいい」って言われて、やめさせてもらえなかった。僕には、とても信じられないよ。

ピアニストの中村紘子《なかむらひろこ》さんも大腸がんにかかって、病院に通って抗がん剤を打つ体力があったのに、ある日突然亡くなったでしょう。どちらも、抗がん剤による毒性死です。

萬田　医師は治療のやりかたはよく知ってるけど、やめかたは教わってないんですよね。

一般市民は「医師はなんでも知っている」と誤解している。確かに医学の知識はふつうの人の何千倍もあるけど、それでも体の不思議のほんのわずかしか理解していない。「医師に任せておけば大丈夫」なんてあぶなすぎます。任せても、人の死亡率は100％ですしね。

近藤 医者の知識は、たいていが自分で経験したことに限られ、不十分だよね。僕も最初はそうだったし、萬田さんの知識や技術も、そういう一面があるでしょ？

萬田 そうですね。技術は先輩から盗んで、さらに自分で工夫を加えたものです。知識は、患者さんの現実から経験したものがほとんどでしょう。特に在宅緩和ケアの世界に入ってからは。

近藤 僕の理論の土台も、自分で経験し、勉強し、患者さんに教わったことです。

女は強し。
だから苛酷な抗がん剤治療などの
「医療被害者」になりやすい

近藤　梨元さんもそうだけど、治療であっけなく死んじゃうのは男が多いでしょう。

萬田　平均寿命を見ても、男の方がずっと短命です。

近藤　女は強し。でも、治療ではそれがアダになってね。**女性は抗がん剤の毒性にも副作用にも耐え抜く人が多いから、何年も治療をされやすい**んです。

萬田　確かに女性は、副作用がつらくても音をあげないし。

近藤　だから乳がんの治療でも、最初の「多剤併用療法（薬をいろいろ組み合わせる）」が効かないと、別の抗がん剤に換える「乗り換え治療」が2次ラインとして始まっちゃった。

萬田　それもパッとしないと3次ライン、4次ライン……。

近藤　乳がんは10次ラインまで引っぱられて、違う抗がん剤をのべ10種類以上も打たれることがよくある。手術したあとも「再発を防ぐために」って、劇薬であるホルモン剤を何年も飲まされたり。

萬田　手術も最近はまた、乳房全摘の件数が増えてるみたいですね。

近藤　世界の流れに逆行して、日本では乳房を丸ごと切除する手術が盛んに行われている。シリコンの乳房再建と「セット売り」で商売繁盛。でも、僕のところに来る患者さんで、本当に全摘が必要だった人はごくわずかです。

女性は子どもを産む役割を担ってる分、生理的な変動が大きくて不調を感じやすいから、病院に行く機会も多い。するとその変動に病名をつけられ、ほっといてもなんの害もない炎症やおできを「がん」と言われて、治療されてしまうんだ。

萬田 女性の体は初潮、妊娠・出産、閉経、更年期って、ホルモンのバランスだけでも何度も大変動しますからね。

近藤 そう、女性は医療被害者になりやすい。たとえば、検査でよく見つかる、乳房の乳腺のなかに小さい白い粉がまかれたような「石灰化」巣。これは一種の乳腺症で、まったく無害なのに「がん」と言われて、全摘を勧められやすい。

子宮や卵巣も、多くの女性たちが、必要のない手術で失っています。

子宮頸《けい》がんにしても、扁平上皮《へんぺいじょうひ》がんと腺がんがあって、圧倒的に多いのは扁平上皮がん。腺がんも上皮にとどまっていれば問題なくて、欧米では、この上皮内のがんは「おでき」扱いなのに、日本では、子宮、卵巣、卵管、子宮靭帯《じんたい》、リンパ節、膣《ちつ》の一部までごっそり切り取る「広汎子宮全摘術」に持ちこまれることもあるんだから。

メスを入れると、がんが暴れる

近藤　元女子プロレスラーの北斗晶《ほくとあきら》さんも「がんと闘う」宣言をして、乳房全摘。いくつも抗がん剤を打った上に、放射線治療も「明日から30回の予定。やりながら様子をみて、その後に鎖骨とかやるみたい」ってブログにあった。僕から見ると、どれも必要ないです。

萬田　近藤先生は、乳がんの乳房温存療法を日本で初めて提唱されましたね。

近藤　慶應病院時代から、乳がんだけで1万人以上を診てきました。「治療しない」患者さんの経過も最長で25年見て、世界のデータも見わたして言えるのは、**乳がんの90%はほっといても命を奪わない〝がんもどき〟**だということ。

たとえ残り10%の〝本物の乳がん〟であっても、むやみにメスを入れるとがんが暴れるし、抗がん剤は命を縮めるだけ。放射線は最初のころは勧めていたけど、転移が出てくるのを予防できないし、明らかに放射線治療で発がんした患者さんがいたので、いまは「必要ない」と言っています。

萬田　それは北斗さんにも言えると。

近藤　そうそう。皮膚に「えくぼ症状」が見られた北斗さんの乳がんは、年に数ミリ程度、ゆっくり大きくなるタイプで、切るなら部分切除で十分でした。

萬田　乳がんの手術については、近藤先生は否定されていないですね。

近藤　乳がんのしこりは手に触れてストレスになるし、〝本物〟〝もどき〟を問わず、大きくなって皮膚が破れることがありますからね。部分切除したいという人を、僕は止めない。

　ただ寿命のことだけ考えると、ほかの固形がんにも言えるけど、基本的にはなにもしないのが、いちばん安全に長生きできます。

萬田　近藤理論の根本は「なにもしない方が長生きする」なのに、反対派の医師たちはわざと「なにもしなければ死なないはずだったのに、ほら、放置したから悪化したじゃないか。かわいそうに、患者はだまされて」という話にすり替えるでしょう。

近藤　手術や抗がん剤をやった方が早く悪化して、早く亡くなる、ということは隠してね。

「すぐ治療しないと、のたうち回って死ぬ」……見てきたようなウソを言い

萬田 担当の外科医は北斗さんに「5年生存率が50％」と伝えたそうですね。

近藤 ほかの臓器への転移も見つかってないのに、実際より低すぎるよ。乳房全摘手術に追いこみたくて、ウソをついたんでしょう。

萬田 ウソというより「絶対に手術した方がいい」と思って、オーバーに言ったんじゃないかな。病院の医師は、がんを治療しない患者さんがどうなるか知らないし、無治療の患者さんを、亡くなるまで何年も見る機会なんてないから。

近藤 それなのに、見てきたようなウソを平気で言うんだ。「いますぐ手術しないと、突然倒れて、のたうち回って死ぬ」とか「抗がん剤治療をしないとすぐ脳に転移する」とか。

最近は患者を脅すのが、がん治療医の仕事みたいになってる感じ。

萬田 家族は患者が「死なないこと」を目的にし、医師はそれに応えて「できるだけ

のこと」をするのが、習慣になってしまうんですね。

近藤　習慣というのは、そのとおり。僕も研修医になった時、無治療は習わなかったから、治療する習慣に染まってしまった。経験を積んでいくうちに考えが変わったけれども。

萬田　治療しない選択をしたら、在宅医や緩和ケア医を見つけておくといいんだけど、どうにもならなくなって、病院に駆けこむ患者が時々います。そういう患者を見るから医師は「治療しないと大変なことになる」と思うんでしょう。

それはわかるけど、治療すればすべての患者が完治するわけではなく、再発した人は、結局は「大変なこと」になるんですが。

近藤　**早期がんで「大変なこと」になる患者はごく一部。**ほとんどの場合、二度と検査を受けなければ、一生がんの治療をしなくてすみます。

まれに「大変なこと」になる患者も、それまでふつうの生活を長く送ることができたのに、医者たちはそこを無視して、ごく一部のケースを強調して、全部の早期がんが「大変なことになる」と、患者や世間を誤解させようとしてるよね。

萬田　そういう傾向はありますね。

近藤　また医者には「せっかく治療技術を持っているんだから、ひとりでも多く手術したい、抗がん剤を打ちたい」という欲もあって。多ければ多いほど仲間内で威張れるし、出世にも有利、という気持ちもあるでしょう。
僕のところに来る「がんを治療したくない」患者さんからよく聞く担当医のセリフは「せっかくがんが見つかったのに、治療しないなんて、もったいない」。ホンネは、患者に逃げられるのがもったいないんだよって、僕は言うんだけど（笑）。

手当たりしだいに手術する「切り裂きジャック」の出世

萬田　でも、本人が治療を望んで、臓器を失う手術を選んだり、抗がん剤治療をずっと続けたりするのは「治療に希望を持っている」ということでもありますね。
近藤　基本的に日本人は、医療を宗教みたいに信じているし、治療すると言われたら、ふつう「きっといまよりよくなる」「完治する」と受けとるからね。
萬田　良心のある外科医は、患者を苦しませるだけだと思ったら「手術できない」と言います。それは「手術はいくらでもできるけど、しない方が元気で長く生きられますよ」という、よりよく生きるための「できない」なんだけど。

近藤 患者も家族も、それじゃ納得しないことの方が多い。

萬田 そうなんです。「えっ、手術してもらえないんですか。最後の希望だったのに」って、ガックリして、手術してくれる医者をさがし回ったり。

また医者のなかにも、良心的な医師ならふつうやらない無茶な手術をバンバン引き受ける人が、けっこういるんですよ。

近藤 もし患者が死んでも「手術に同意したんだから自己責任」と言い放って、外科医は安泰だから。

萬田 そして百にひとつでもうまくいけば、勲章になります。「名医」には、そういうタイプが多いかもしれませんね。

近藤 慶應病院時代、「切り裂きジャック」っていうあだ名の医者がいたのを思いだした。手当たりしだいに手術して、どんどん出世して、都内の大学病院の教授に栄転したなあ。

「萬田さんはがんの治療を受ける？」
「いや、まったく受ける気ないです」

近藤　萬田さんは、がんになったら治療を受ける？

萬田　いや、まったく受ける気ないです。

近藤　僕も同じ。ここ40年、いっさい検査も健康診断も受けてない。なにか見つけると気になるし、それであわてて治療すると、かえって苦しんだり、早死にしやすいから。

萬田　僕の白血球数は昔から2000以下なんですけどね。

近藤　それはかなり低いなあ（男性正常値3500～9000立方ミリメートル）。

萬田　だから精査したら、なんか病名つけられそうですけど、元気に生きてるんだからいいじゃないかと。

近藤　そういえば白血球の数は、少ない方が長生きするという統計もあった。白血球を増やすような環境的・生活的なストレスがない、ということなのかもしれません。

萬田　どうなんでしょうね。とにかくここ10年、採血も含めて、検査や健診、がん検診をまったく受けていません。ぜんそくの薬とかは使ってますけどね。

あと**僕の母は10年以上前に超早期のすい臓がんと診断されたんです。もちろん、手術はさせませんでした。**再検査してないから、進行しているのかどうかもわからないんだけど、母はいまも元気に水泳してます。

近藤　ただ、白血病みたいな血液のがんは、抗がん剤で治る可能性があるけどね。

萬田　治ることもあるけど、治療で苦しんで、再発して、また治療して、結局治らないことも多い。検査や治療をしたい人はすればいい。僕はしたくないです。**長生きするかもしれないメリットより、時間を無駄にするデメリットの方が重大。**

医者としても「がん治療をしたくない」人を支援したいだけ。シンプルです。

夏目雅子さん、本田美奈子さん……
大人の急性白血病は難治。渡辺謙さんはラッキー

近藤　血液のがんは、いま思春期ぐらいまでの子どもなら抗がん剤で9割近く治るけ

ど、中年以降は厳しい。年をとるほど抗がん剤が効かなくなるから。渡辺謙《わたなべけん》さんみたいに、急性白血病が治った人はラッキーです。

女優の夏目雅子《なつめまさこ》さんは20代、歌手の本田美奈子《ほんだみなこ》さんは30代で白血病が見つかって、抗がん剤治療をしたけど、どちらも10か月もたなかった。60代以降は、抗がん剤がほとんど効かなくなるし。

萬田　僕は、ひとり娘も大学生になったから、もういつ死んでも誰にも迷惑かけないし。命の長さより、いまこの時を、そして最後まで、目いっぱい好きなことをして、悔いなく逝けることの方が大事だと思っています。

だから僕の場合、血液のがんも固形がんも含めて黄疸で気づくのか、意識障害か、呼吸苦か、なにか症状が出て「あ、これはがんかな」と思った時は、終末期でしょう。一般のかたは、がんかどうか見分けるのが難しいでしょうけど。

近藤　僕もまったく同じだなあ。末期発見。治療お断り。

萬田　それでいいのだ（笑）。がんになってからがんばるより、がんになる前にがんばった方が楽しい人生になると、数千人の患者さんから教わりました。

がん患者の心はグラグラ揺れる。治療拒否は難しい

萬田　しかし一般のかたは、よほど意志が強くないと、治療拒否は難しいでしょう。

近藤　それで、アナウンサーの逸見政孝《いつみまさたか》さん、歌舞伎役者の18代目中村勘三郎《なかむらかんざぶろう》さん、将棋の米長邦雄《よねながくにお》さん、作家の渡辺淳一《わたなべじゅんいち》さん、相撲の北の湖《きたのうみ》親方、千代の富士、テレビ司会者の大橋巨泉さん……僕に言わせると、みなさん治療で早死にしています。

萬田　北の湖親方は直腸がんで、死因は「多臓器不全」でした。

近藤　有名人ががんで亡くなると、よく「多臓器不全で亡くなった」ことにされるけど、あれはほとんどの場合、抗がん剤の副作用。

萬田　多臓器不全っていうのは「いろいろな臓器の機能が同時に突然ダウンする」ということですから、「とことん延命治療をした末に亡くなった」のだと理解しています。

近藤　そう。放置したがんで死ぬのはほぼ「単臓器不全」で、肺がダウンしたら呼吸困難で死ぬことになるし、肝臓転移で肝不全になると、体の中の老廃物を処理できな

くなって黄疸が出てきて逝く。がんを放置して、多臓器不全で逝った患者を見たことない。

萬田 広い意味では死ぬ直前はみんな多臓器不全ですけどね。

近藤 死ぬ時は必ず心臓と呼吸が止まるから、確かにみんな死ぬ時は多臓器不全になるけど、僕の言う「単臓器不全」は、がんを放置した場合、あちこちの臓器に転移があっても、転移の数や大きさが違うからね。最初にどれかひとつが機能不全になり、その影響で全身のいろいろな臓器の機能が低下して死に至る、という意味です。

萬田 死にかけた状態でも生かそうと、どんどん検査して治療しまくれば、多臓器不全を経て逝きます。詳しく調べなければただの「がん死」。最初から検査しなければ「老衰」でしょう。

近藤 そうなるね。検査だけして無治療だと「肝臓転移で死去」とか、「死因は脳転移」となる。死亡記事の見出しが「多臓器不全」になるのは、抗がん剤の副作用。だけど「治療死」じゃなくて全部がんのせいにされるから、そのニュースを見聞きすると「やっぱりがんってこわいわね」「早めに見つけて治療を受けなきゃ」ってなるわけ。

萬田　しかし、治療こそが医者のたったひとつの武器、患者・家族のたったひとつの希望だから、「治療しない」というチョイスはなかなか。本を読んだり知識を持って、ちゃんと自分の頭で「どう生きたらいいか」を考える患者さんは1割いるかな。

あとの9割は「治療はこわい、つらい。だけど死にたくない。どうしよう、どうしよう」……。心がグラグラ揺れ動いているだけで、どう生きるかまで自分で決断できないんです。

近藤　よく患者さんに「がんを放置する勇気がない」って言われるんだけどね。**「僕はがんを治療する勇気がないよ、おそろしくて。**臓器を切り取ったり、抗がん剤を打つと、すぐ死ぬ人や寝たきりになる人が数えきれないほどいるんだから」って返すの。

北斗ブログの「呼びかけ」で、乳がん検診に走った女性たち

近藤　しかし、北斗晶さんがブログで「女性のみなさん、若かろうが年を取っていようが乳がん検診に行ってください！」と呼びかけたら、芸能界のあちこちから「明日、

私は検査の予約をします」「女性のみなさん、自分を守るため、検診に行きましょう」って声が上がって、一般の女性たちがザーッと、そちらになびいたときは驚いたなあ。

萬田　全国の乳腺外科に、女性たちが押し寄せたんですよね。

近藤　**マンモグラフィ検診（エックス線による乳がん検査）は、スイスの医療委員会が「無意味有害だから廃止を」と勧告したり、世界中で疑問視されてる。**ところが日本では、マンモ検診を勧める「ピンクリボン運動」にいっぱいスポンサーがついて、その結果、日本の女性たちはアメリカで「無害」とされている乳管内乳がんをどんどん見つけ出され、乳房を切り取られています。

萬田　欧米ではここ数年、がんを検査で見つけて治療で体をいためる「過剰診断」の害が問題になっていますね。

近藤　エックス線被ばくもするしね。

萬田　どの医師も患者をだますつもりはなく、検診の効果を信じて、診断技術を一生懸命磨いているんですよね。自分がかかわるがん患者を、ひとりでも多く救いたいと願って。でも病院にいると、治療以外の、患者の人生や生活の質なんかはまったく見えないから「早期発見治療主義」になってしまうんだと思う。

近藤　勉強が足りないよねえ。抗がん剤を勧める医者も、検診をしたがる医者も。**世界中で、肺がんや胃がんの集団検診をやってるのは日本だけ**なのに。肺がん検診は欧米で比較試験をしたら、なんと検診を受けた人たちの方が死亡数が増えたから欧米では行われてない。乳がんや前立腺がんの検診も、比較試験で「無意味」とわかったから、欧米では受診しない方がいいという声が高まってる。日本の現場の医者たちは、英文論文を読まないから、そういう事情を知らないんでしょう。

あと、日本でも検診の専門家たちは、欧米で検診はすべて無効有害と言われ始めたことを知ってるはずなのに、それを隠して、相変わらず早期発見を叫んでいます。

もはや世界の常識。むかしの10倍「早期発見・早期治療」しても、がん死は減らない

萬田　もし、各臓器の専門医が提言するとおりに100%の国民が健診、がん検診を

受けたら、早期がんが大量に発見され、手術されて、検診、精密検査、治療のために30代で年間平均2週間、40代で1か月、50代では2か月ぐらい仕事を休んで入院治療の生活になるだろうなあ。ものすごい医療費。

近藤 そのあげく、早死にする人がどんどん増えちゃって。

萬田 平均寿命が短くなって医療費が安くなったりして（笑）。法律で強制したって、みんなすぐ嫌気がさして、若いうちから「もう検査も治療もいい」って言うようになるだろうな。

近藤 そうだね。日本の死亡統計を見ると、前立腺がんの検診が盛んになって、発見数が十数倍になったのに、むしろ死亡数が増えてる。早期発見して手術や抗がん剤治療をしたせいで死亡数が増えたんだけど、統計上はそれらを「前立腺がん死」としているからでしょう。

萬田 がん怪談ですね。

近藤 乳がんや子宮がんの検診も同じように推進されて、たとえば乳がんの発見数は30年前の4倍以上に増えたけど、乳がんの死亡者数は減らないどころか、逆に増えちゃった。

海外の9万人の比較試験でも、マンモグラフィ検診を定期的に受けたとしても、がん死の数は減らないことがはっきりしてる。

「早期発見・早期治療」で、がん死を減らせないのは、どのがんも同じです。

萬田　マンモにしても、ほかの検診にしても、「がんの疑いあり」と判定された人は、いろんな精密検査を受けさせられるし、精神的なストレスも大きいですよね。僕はそんなことに時間を取られたくないからやりませんが。

がんで死にたくない人は、どんどんやってみればいいんじゃないですか？　そのうち面倒になりますよ。

近藤　アメリカの国立がん研究所は「命を奪わない腫瘍を、がんと呼ぶのはやめよう。がんという言葉が人を恐怖と不安につき落とすから」って。特に**乳がん、肺がん、前立腺がん、甲状腺がんは、検診のせいで無意味な治療をされやすい**、と発表しています。

検診で〝がんもどき〟を見つけられて、手術されて、呼吸苦とかオムツ生活になるとか声が出ないとかの後遺症に一生苦しむなんて、悲劇としか言いようがないよ。

「ピロリ除菌で、がん死は減らない」という イギリスの見解

近藤 ついでに言っておくと、日本では「胃がんを防ぐために」って、ピロリ菌の除去が盛んに勧められてるけど、これも無意味有害です。

萬田 メディアによく「日本の胃がん患者の90%はピロリ菌を持っている」っていう記事が載ってますね。

近藤 イギリスの医学誌に載った、論文や比較試験データの分析結果は「健康な人がピロリ除菌をしても、胃がん死は減らなかった。一方、胃がん以外の死因が増えるから、除菌した人たちの方が、全体の死亡率は高くなる傾向」があると。

萬田 除菌治療では、大量の抗生物質が使われるから。抗生物質嫌いの僕としては、抵抗があります。

近藤 そう、強力な抗生剤を2種類、副作用が強い別の薬を1週間飲み続けるから、胃腸に大ダメージ。ひどい下痢で死ぬこともある。腸内環境がメチャクチャになって、

体内のバランスが崩れてしまうんでしょう。

萬田　病院外科医の時、除菌はすでにはやってたけど、僕は患者さんには勧めませんでした。当時の評価では「治してあげようとしないダメな医師」だったのかもしれない。評価は時代時代で変わりますね。今後はどうなるんだろう。

近藤　そういう不確実な状況なのに、日本ヘリコバクター学会は、今年（2016年）、「ピロリ菌感染者は全員除菌すべき」と勧告してる。

僕から見ると、「後遺症で苦しんだり早く死ぬ可能性がありますが、ピロリ菌はいなくなりますよ」って言ってるようなものだなあ。

萬田　「ピロリ菌と刺し違えなさい」って、そりゃないですよね。

一般のセカンドオピニオンでは、「治療しないとどうなるか」を教えてくれない

萬田　近藤先生のセカンドオピニオン外来は、東京だけじゃなくて、全国から患者さんが来るんですよね。

近藤　北海道から沖縄まで全国各地と、あと海外からもみえます。

萬田　手術したくない人が来るんですか？

近藤　ふつうは「一刻も早く手術だ、抗がん剤治療だ」って、医者に言われたとおりに、治療のベルトコンベアにのっかるでしょう。僕のところに来るのはほぼ、治療を勧められたけどどうしようかって、考えたり迷ったりしている人です。

萬田　一般のセカンドオピニオンでは、「治療しないとどうなるか」「がんをほっといたらどうなるか」「どうしたら安らかに死ねるか」なんて、医者は教えてくれませんよね。

近藤　医者は「治療しないとすぐ死ぬ」みたいなことしか言わないし、患者は医者から「手術したら治る。延命する」と言われると、前にも話が出たように、かん違いしてしまう。

萬田　抗がん剤も、実は腫瘍がしばらく縮むだけだったり、副作用や後遺症がひどくて、以前より全身状態が悪くなることもありますからね。

リスクとメリットが表裏一体のギャンブルと知って、挑戦してほしいです。

「治る」とは、元気だった時の体に戻れるわけではない

近藤　肺を切れば呼吸が苦しくなるし、胃を切れば体重も体力もガクッと落ちる。抗がん剤では、副作用で死なない場合も、ずっと痛んだりしびれたりすることがある。でも患者は「治る」と言われると、「元気だった時と同じ体に戻って長生きできる」と思いこんで、治療に突入するんだ。

萬田　主治医の言う「治る」「延命」が具体的にどういうことなのか、治療した方が長生きするという根拠はなんなのか、治療に入る前に、ちゃんと「治る」の定義を確認した方がいいですね。

近藤　しかし、医者の言うことそのものが、あてにならないし、ウソもよくある。だからこそ、患者は本を読んだりして自分の頭でしっかり考えなきゃ。

治療で後悔しないために必要なのは、勇気ではなく知性と理性です。

萬田　確かに「治療するよりしない方が、長くいままでの生活を続けられて、長生き

にも、つながるかもしれない」と考えるためには、冷静な理解力、判断力がいります。
あと、緒形拳さんのように常に予定を立てて、目標を持って生きている人は、「入院なんかに時間をとられたくない。体が動く限り動いて、これだけはやりとげて逝きたい」という選択を考えられる気がします。

そっぽを向く、脅す、暴言、説明しない……「迷医」の胸の内

近藤　患者さんからいつも聞かされるのが「医者の態度がひどい。傷ついた」っていう話。

萬田　「主治医になにか言うとそっぽを向かれる」とか「パソコンばかり見てる」とか、「脅すようなことを言う」……って、本当によく聞きますね。「治療しないと死にますよ！」という決めゼリフもあるようです。

近藤　症状がない人を治療に追いこむには、ウソをついたり、脅すしかないから。医者の暴言、患者さんからいつも聞かされてるよ。

「素人《しろうと》に説明してもわかりっこない。手術するの？　しないの？」とか、「卵巣も子宮も、どうせもう使わないでしょ。ザックリ取ったらスッキリするのに」とか、「抗がん剤やらないなら、墓を建てておけ」とか、「近藤誠のところに行く？　出ていけ」とか（笑）。

萬田　でもね、そんな病院を選んで通っているのは、本人なんですよ。行列のできるラーメン屋に並んで「遅い！」「まずい！」と文句言うのと同じで、あなたが行きたくて行ったんでしょうと。

　自分に合うお店は自分で見つけるしかない。病院も同じじゃないのかなあ。病院の不満を言うけれど、あなたが選んで行った病院なんです。

近藤　だけど地方では、家から通える範囲でがんを診てもらえる病院は限られるでしょう。

「いまの病院とモメると、ほかに通えるところがない。別の病気もずっと診てもらってるし」「ほかの病院はもっとひどいらしいから」って、じっと我慢しているという患者さんの声もよく聞きます。

第2章

がん治療のベルトコンベアから飛び降りる

「がんを早く治療すると、早く体をダメにしそう」と気づくまで

近藤　僕は医者になった時は手術も抗がん剤も信じていたんだけど、「あ、患者さんの命を縮めてしまった」と思うことがあまりに多くて。

そのたびに、いままでやってた治療に疑問を感じて、それ以降できなくなって、とうとう「がんの9割は放置した方が穏やかに長生きできる」という結論に達したの。

萬田　僕の場合は25年前、外科医として駆け出しの時に、グループのボスが「オレは自分のときは検査や手術はいいよ」って。その時すでに「オレも、がんになっても手術はしないだろう」と思ったのを、はっきり覚えています。

近藤　そういえば養老孟司《ようろうたけし》さんと対談したとき、インターン（見習い）時代に手術で患者がバタバタ死ぬのを見て、「外科医になったら、オレはこれからいったい何人殺すことになるんだ」って悩んで、解剖学に方向転換したとうかがったなあ。

あと養老さんも50代の時、肺に影が見つかって検査を勧められたけど、それから20

年、一度も検査しないでほったらかしていると。

萬田　ふつうの若い医師は「なんとかして、治してあげたい」という一心で、それが医療の発展の原動力になるから、それでいいんだと思う。

でも、年をとるにつれて、特に病院治療の最前線から身を引いた医師や、老人医療に移行した先輩医師は「積極的に治療すること」への疑問や無意味さを感じるようになるようです。たいていは60歳を超えてから。

そんな先輩に「萬田君、君は若いのに、なんで気づいたんだ?」って言われることがあります。僕はなぜか年をとる前に気づいたからそのことを発信したくなって、外科医をやめて、自分の検査もやめちゃった。医者もそれぞれですね。

患者の手術をバリバリやっている外科医が、がんになったとき

近藤　でも、自分ががんになると治療をためらう医者はすごく多い。

僕が知ってる外科医は、胃がんや大腸がんの手術をバリバリやって出世したんだけ

ど、自分の直腸がんに気づくと、手術を受けないで何年か放置してたよ。そして具合が悪くなってから手術を受けたけど、幸い人工肛門にはならなかった。切除できるがんは、数年放置したあとで切っても遅くない、ということをわかっていたわけ。

萬田　確かに、医者ががん患者に行ってきた治療と、自分や身内ががんになったときの治療には、ギャップがあることが多いです。

近藤　慶應のある教授も、患者にはさんざん胃がんや食道がんの手術をしてきたのに、自分が食道がんになったときは、放射線治療を受けてたしなあ。

萬田　たくさんの患者を治療するためには、標準治療のベルトコンベアに全員をのせて同じ治療をしないと回っていかない、という問題もあるかな。ひとりひとりのがんの進行と幸せを考えて治療法を決めていたら、医者は過労で死んでしまいますから。

近藤　いまは、調べようと思えば、手術や抗がん剤のリスクでも海外の最新の医学論文でも、いくらでも情報が手に入る。「お医者さまにお任せ」で治療のベルトコンベアにのせられないように、「**医者を疑い、自分で調べて考える**」癖をつけないとね。

萬田　お任せは簡単だけど、自分が思うようにはいかないことが、多々あります。
医師が自分の人生の最終章の正解を、責任を持って提示してくれるわけでもない。

学校選びや仕事選び、パートナー選びと同じように、治療法も死に方も、自分で責任を持ってつかみとるしかないですよね。

「ほら、近藤さんの本に書いてあるでしょ」。がんを治療しない選択

萬田　近藤先生が「がんの治療をしなくてもいい」と言い出す前は、治療をしたくない患者は「変人」扱いでした。医者からも、家族や知り合いからも「なんで治療しないんだ」って、やいのやいの言われて。いまは「ほら、近藤先生がこう書いてるでしょ」って、本を見せられるからいいですよね。

近藤　僕は「がんになったとき、世界一ラクに安全に長生きする方法」について、これまで患者さんを診ながら、世界の医学論文を読みながら、誰より真剣に考え抜いてきた自負があります。

その結論が「がん放置療法」。がんと言われても、自覚症状がなければなにもしな

い。痛みなどの症状が出ても、すぐ手術にはいかないで、放射線やラジオ波（高周波の電流）をかけたり、食道や腸のふさがった部分をステント（拡張できる網目状の筒）で広げたり。なるべく体をいためないように対処していく療法です。

萬田　病院からは「いますぐ手術した方がいい」、家族からも「お願いだから先生の言うことを聞いて」とまわり中から攻めたてられても、いまは「この近藤本が目に入らぬか～」って（笑）、免罪符があるから、治療したくない患者さんは本当に心強いと思います。

近藤　書いてよかった（笑）。

萬田　十数年前、外科医をやってたころ、よく、患者さんが近藤本を手に持ってきましたよ。それで近藤先生のことを知ったんじゃないかな、オレ。

　とにかく患者さんの、がん治療の選択肢が増えてよかったです。

近藤　医者から面と向かってそう言われたのは初めてで、光栄です（笑）。

萬田　実は僕も外科医やってたころから、「治療したくない」って言うがん患者さんを、そう多くはないけど診てきました。高齢者だけじゃなく若い人も。治療するもしないも、本人の自由ですから。

近藤　まわりからなにか言われなかった？

萬田　先輩にバレると「なんで治療しないんだ」って言われるんだけど、外来の看護師が味方してくれて、あんまり見つからないように診てました。

持ち場が1～2年でローテーションしていくから、いまみたいに何年もは診られないんだけど、手紙で患者さんと連絡とりあったりして。「まだ生きてますよ」という年賀状が、けっこう来てました。

外科医時代は、苦しくて悲しい死ばかり見てきた

近藤　それはいろいろ気を遣われたでしょう。それで、「手術や抗がん剤をやらないのもけっこういいんじゃないか」と？

萬田　思いました。外科医時代は、苦しくて悲しい死ばかり見てきましたから。

病院は〝病気を治す場所〟で、患者と家族は「治したい」、病院医師は「あらゆる手を尽くして治そう」「可能性1％でもチャレンジしよう」と考えてる。命の長さがいちばん大事で、「どういう状態で生きているか」「苦しみや不自由はないか」はほと

んどスルーです。

近藤　がんの場合は特に、患者を苦しめるだけの治療が多すぎるね。

萬田　**「治してほしい」「治そう」という熱意の先に、枯れるような安らかな死は望みようがないです。**

しかし、医師はなぜ「標準治療がいいに決まってる」って言えるんだろう。データがいっぱいある方法が「標準治療」として推奨されて、患者が「標準じゃない」治療法を選ぶと、医師に怒られたりソッポを向かれるっていうのは、ヘンですよね。

近藤　人間は、自分に都合のいいものしか見たくないんだよね。医者がいったん「標準じゃない」治療法を認め始めたら「実は、あの手術もこの抗がん剤治療もやりすぎでは。やらない方が延命につながるのでは」ってドミノ倒しがおきて、医療も自分の生活も崩壊するから。

特にがんは、国民の2人に1人がかかる、医療産業の屋台骨。標準治療や「早期発見・早期治療」をうのみにして右から左に治療している方が、ゼッタイ安泰です。

萬田　標準治療とは「確率が高いとされる治療法」。でも成功率100%ではなく、はずれることも多い。人生いろいろな岐路があります。確率が高いと言われている道が正しいわけじゃなく、その人の選んだ道がその人の人生。
しかし、本人が非治療を選んでも家族が「病院の先生の言うことが正しい」と、本人の選択を認めないことがほとんどです。

近藤 確かに家族の理解は得にくいね。
ただし**抗がん剤も手術も、データ的根拠のない、うさんくさい「標準」**だということだけは、家族も知っておくべきです。
何度でも言うけど、抗がん剤は製薬会社の社員がまとめた論文をもとに「標準治療」が決められてる。手術も、寿命を延ばすという証拠がないのに「標準治療」に格上げされているんだから。

「がん放置療法」は「全部ほっておけ」療法？ そんなバカな

萬田 「がん放置療法」はかん違いされやすくて、「がんは全部ほっておけ療法」「放置すれば死なない療法」と決めつけた反論も、よく耳にします。

近藤　そんなバカな（笑）。本のタイトルだけ見てる人が早とちりしたり、僕に反対する医者たちが、そういうことを言いふらすんだ。

「がん放置療法」は胃がん、大腸がん、乳がんのようなカタマリをつくるがんが対象。組織を顕微鏡で見て「がん」と診断がついた悪性腫瘍は、無害な〝がんもどき〟と、最初から転移が全身にひそんで、いつか命を奪う〝本物のがん〟に分かれる。〝もどき〟は治療する意味がない。〝本物〟は見つけて治療しても体をいためるだけで治らない。

萬田　どちらにしても治療は有害だから、がんはそっとしておいて、痛みや呼吸苦が出てきたら、それをやわらげる、と。

近藤　つらい症状が出てきたらケアをするんだけど、なるべくそっとね。

萬田　臓器をできるだけ残すと。

近藤　そう。腸閉塞になっても手術は避けて詰まったところを広げる器具を入れるとか、放射線やラジオ波を使うとか、臓器を切り取らないで、がんのあるところを避けるバイパス手術をするとか。

体も自然の一部で、がんは自分の細胞がちょっと変化して育ってきた「自分自身」。

治療でいためつけるほど、体はつらく不自由になります。**がんにはなるべく手を加えないで、痛みや苦しみのケアをきちんとした方がラクに長生きできる。これが「がん放置療法」**です。

萬田　「放置すれば死なずにすむ」なんて言ってませんよね。

近藤　言ってません。それはアンチ近藤派が広めているデマです。

胃がんを「とことん治療した人」「家に帰った人」の結末

近藤　萬田さんの著書『穏やかな死に医療はいらない』（朝日新書）に載ってる、ステージ3bの胃がんの治療を続けて最後は病院で死んだ人と、途中でやめて家に帰った人のシミュレーションは的を射てますね。

萬田　ひとりは全摘手術と抗がん剤治療をして再発して、さらに強い抗がん剤治療を受け続けて病院で亡くなる人。

近藤　病院で腸閉塞になって、鼻から腸まで太いチューブを入れられ、せん妄（幻覚や意識の混乱）がおきて騒ぎ、動けなくなって尿道にも管を入れられるという設定ですね。

そして人工呼吸器をつけられ、点滴でお腹がふくれて苦しみ、モルヒネと睡眠薬で眠りっぱなしになる。危篤になってからも、痰を吸い出すチューブをのどに突っこまれて、意識がないのに、苦しそうに顔をゆがめて……。

萬田　「いやだ〜、最後こんなになっちゃうんだ」って、読んだ人がみんな悲鳴をあげて、反響が大きかったです（笑）。

これがひとりの患者に全部おきることは珍しいけど、いろいろなチューブにつながれて、苦しんで逝く光景は、いまも日本の多くの病院で見られます。

近藤　もうひとりのシミュレーションは、再発後の抗がん剤治療を断って、家に戻った患者さん。

痛みは、緩和ケア診療所に通ってやわらげる。食べられなくなり、やせ細っても好物のお酒を楽しむ。いよいよ衰えると医師・看護師による訪問診療が始まり、点滴はかいっさいナシで、自宅でみんなに見守られて穏やかに亡くなってますね。

萬田　きっと誰もが本当に望む「幸せな臨終の姿」として書きました。これは**理想論ではなく、実際に、心が安らかだと苦しみも少ない**んです。

みんな延命治療されずに亡くなりたい

近藤 いろいろな調査を見ても、最後まで治療を望む人なんてほとんどいないよね。講演会の時、介護にたずさわるナース150人ぐらいに「あなたがたが患者さんにやっている介護を、あなた自身は受けたいですか」って聞いたら、手を挙げた人はゼロでした。

自分たちは認知症で食べられなくなった人に食事の介助をしているけど、自分たちにはやらないでほしいって。

萬田 「みんな延命治療されずに亡くなりたいんです」って、僕も講演で必ず言います。「家族にもそう頼んでおくんだけど、ほぼ必ず、延命治療をされちゃいます。本人は望んでいないのに、家族が、治療した方がいいに決まってるって言って許さないんです」って。

近藤 僕の患者さんで、食道がんが見つかってから亡くなるまで7年、いっさい治療を受けなかった人がいましたよ。

検診で食道と胃の境目にがんが見つかって、最初は小さくて症状がなくて、様子を見てた。僕は1年に1度ぐらい「放射線でもかけて、治療しますか?」って水を向けたんだけど、「いや、わたしは治療は受けないから」って、全く乗ってこなかった。

萬田 なにか理由があったんですか?

近藤 むかしお腹をあける手術をして、その時かなり苦しい思いをしたのが大きかったみたい。

萬田 ご家族は?

近藤 奥さんも子どももいて、家族は治療を望んでいる雰囲気でした。でも本人は、何年かかけて、だんだん食道の通りが悪くなって、ついにものが食べられなくなってもブレなかった。

「食道の詰まったところに器具を入れて広げると、少し食べられるようになりますよ」って言っても、「いっさいなにもしない」という意志は固くて、それから2週間後ぐらいに、穏やかに亡くなったと連絡がありました。

萬田 自分の望むように旅立てて、お幸せでしたね。

近藤 歌舞伎役者の中村勘三郎さんは、同じように無症状の食道がんが見つかって、手術をして、一度も病院から出られないまま4か月後に急性呼吸窮迫症候群（ARDS）で亡くなったでしょう。**うかつに手術を受けるもんじゃないよね。**

萬田　僕は手術・治療を望む人は、大橋巨泉さんみたいに、とことんすればいいと思います。

近藤　しかし勘三郎さんは「放射線治療は再発しやすい」「手術すれば新歌舞伎座のこけら落としに出られる」って、主治医にデタラメを言われたんだよ。

手術直前まで「食道と声帯は近いから、声が出なくなるのでは。いろいろな医師の意見を聞いた方がいいのかも」って悩む姿が、テレビで放送されました。本当に痛ましい。

最後まで治療する道を選ぶと「つらくない最後」にはできない

萬田　それでも「最後まで治療する」道を選びたい人は、大病院に行って、徹底的になさったらいい。

ただ「死なないことが目標」の治療を望みながら緩和ケアを希望されても、残念ながら「つらくない最後」にはできません。両方は選べない。**がんばればがんばるほど、体はつらくなります。**

治療をいろいろ受けてきた高齢者以外は、そこに気づいてないんです。

近藤　それにしても最近は「化学療法・緩和ケア科」とか「緩和ケア・外科」とか、よくわからない診療科が大学病院なんかに増えてきて、外科医や、抗がん剤の専門医、腫瘍内科医が緩和ケア科のトップを兼ねていたりするから恐ろしい。

萬田　それは、がんを攻撃しながらがんと闘わない……攻めながら守れってことで、ひとりの主治医に両方を求めるのは無理ですよね。

近藤　ところが日本では、末期がんの患者にも抗がん剤を強く勧めたり、緩和ケア病棟で「新薬の治験に参加しませんか」って誘いをかけたりしてる。いままで治療したことがない「抗がん剤バージン」は、特にねらわれやすいんです。

萬田　こわいなあ。

日本の病院では、治療を「やめる自由」「しない自由」が認められない

近藤　これ、おおもとは全く逆の話なんだよね。

アメリカのハーバード大学病院の研究で、肺がんで転移のある患者151人を2班に分けて、Aグループは最初から緩和ケア医が介入、Bグループは苦痛が出てきてから緩和ケア医が入った。

3年間観察したら、Aグループの方が早めに抗がん剤治療をやめる患者が多く、Bグループより平均2・7か月長生きしたんです。

つまりAグループは、**抗がん剤の毒性の影響が少なかった分、寿命が延びたと考えられる。**

萬田　僕も、**がん治療が始まるのと同時に緩和ケアが介入して、治療の「やめ時」をさぐる効果はとても大きい**と感じています。でも、簡単ではないですね。

近藤　そうそう。日本の医者たちは「Aグループは抗がん剤を早めにやめた」という

ポイントを隠して、「最初から緩和ケア医がついていれば、目いっぱい治療して痛みが出ても安心です」って、抗がん剤治療を勧めるために利用しているんだから。

萬田　「治療しない」と決めた患者さんこそ、緩和ケアのフォローが必要なのに、担当医が早めに紹介したくても、その後何年も診てくれる大病院の緩和ケア外来はまだまだ少ないです。

「緩和ケア医を紹介してほしい」と主治医に話しても、たいてい「まだそんな状態ではない」って断られるようだし。医師もまだまだ「緩和ケアは最後に行くところ、痛くなってから行くところ」と誤解しています。

近藤　**病院の外来で、緩和ケアだけを手厚くやってくれるところなんてないよね。**

先日、40代で急性骨髄性白血病の患者さんが「抗がん剤治療はしたくない」って相談にみえて、「輸血で命をつないで、あとは自然に任せる」って方針が決まったんだけど、そこからがもう大変で。

あちこちの病院やクリニック20軒ぐらいに問い合わせたんだけど、標準治療をやらない人に、輸血だけをやってくれるところはゼロ。それで、いなかに帰って、知り合いの医者に頼むことにしたそうです。

萬田　がんを「治療しない自由」が認められないのは、残念なことですね。でも、あと20年ぐらいしたら治療しない人が増えて、病院に通うがん患者の半分くらいは、緩和ケア外来に通ってるんじゃないかな。在宅緩和ケアを選ぶ人の方が多くなっているかもしれません。

がんを告知しなかった時代、患者にウソを言って抗がん剤治療を

近藤　ところで外科医時代、がんの告知はどうしてました?

萬田　僕が医者になった1991年ごろはまだ、「本当のことを言ったらかわいそう」って、告知してなかった時代。終末期の患者は「ガンバレ、ガンバレ」って最後の最後まで治療されて、全員が心臓マッサージ、気管内挿管、人工呼吸のフルコースを受けて、家族とお別れもできずに死んでました。

近藤　医者が、死にそうな患者に馬乗りになって、力任せに心臓マッサージするものだから、肋骨がバキッと折れたりしてた。

萬田　抗がん剤治療も、患者にウソついてやってましたよね。
近藤　「栄養剤」って言って飲ませたり、点滴したり。
萬田　そうそう、僕も1年目はそうでした。
近藤　でも、点滴される患者はちゃんとわかってたんだよね。
萬田　「いままでとクスリの色が違う」とか、しっかり見ていて。
近藤　「赤や青はあぶない。白はセーフ」とかね。
萬田　それで僕は、「これは本当のこと言ってあげないと、かわいそうだ。言えばきっと大丈夫だ」って思って、先輩がまだやってなかった時期、医者2年目から告知を始めたんです。
近藤　**告知してみると、患者はみんな、ちゃんと受け止める力を持っているんだよね。**
萬田　そうです。告知のつらさをまわりが避けると、患者は自分の人生を自分で終わらせることができない。家族も、患者が亡くなったあともずっと心の苦しみを引きずります。

告知してきちんと支えた方が、患者は自分の死が迫っていることを受け止められます。そしてよりよく生きられるんです。

「お父さんは弱い人だから、本当のことは言わないであげてください」の先にはつらい死しかないから、僕は絶対に引き受けたくないです。

再発患者に時間をかけてるヘンなやつ

近藤　僕は、告知を始めたのが日本一早かった。だからこそ、「これが欧米の標準」と言って、点滴で強い抗がん剤治療ができるようになりました。一方で「これはおかしいぞ」って、抗がん剤の毒性にも早く気づいたわけだけど。

萬田　痛みのケアもされてましたか？

近藤　モルヒネを使い始めたのも早かったです。

医療麻薬の効き方は、アルコールでいうと、おちょこ一杯でまっ赤になる人、ウイスキーのボトルを平気であける人もいるように、人それぞれだからね。

僕のやり方は、錠剤じゃなくて粉末のモルヒネを1ミリグラムから少しずつ増やしていくの。そうすると、**ピタッと痛みが消えて副作用の出ない、その人の適量が見つかる**んです。

萬田　粉末ですか。モルヒネ粉末の時代は知りませんでした。モルヒネは僕も、若いころから積極的に使い始めました。

近藤　まだ緩和ケアという言葉はなかったでしょう。

萬田　なかったけど、「人生のいちばん大切な終末期に、がんばらされるだけってのはしっくりこないなあ」という思いが最初から強くって、終末期ケアに関心を持つようになっていったんです。

まわりの外科医仲間からは、「進行がん、再発、終末期の患者に時間をかけてる、ヘンなやつ」と思われてました（笑）。もちろんかっこいい外科医になる目標の方が大きかったんですけれどね。

第3章

がんほど
つきあいやすい
病気はない

「治療しない」と決めた患者は、どこに行く？

萬田　近藤先生のところで「治療しない」と決めた患者さんたちは、そのあとどこに行くんですか？

近藤　追跡調査はしてないけど、向こうから手紙が来るのはほぼ、「その後は医者に近づかず、クスリもやめて絶好調です」とか「抗がん剤治療を断って3年。余命3か月と言われたのに、いま登山に行けるほど元気です」とか「自宅で、穏やかな最期でした」という、感謝の手紙です。

萬田　治療を勧めることもありますか？

近藤　進行がんの患者さんには、たとえば「腫瘍が胃の入り口をふさいできたら放射線をかける手があるから、その時また相談にいらっしゃい」というふうに、これから予測される症状と対処法を伝えておき、心配な症状が出てきた時に、再びみえるかたも多いです。

また大腸がんの肝臓への転移は唯一、根治の可能性があるから、施術可能ならラジオ波焼灼《しょうしゃく》術を提案する。大腸がんの肺転移も、ごくまれに治る人がいるから、手術を検討したり、放射線治療を考えたり、ケース・バイ・ケースです。

萬田　「いっぽ」にも何人か、近藤先生のご紹介の患者さんがみえてます。

近藤　そう、患者さんによっては、「痛みなどのつらい症状が出てきたら、まず緩和ケア医に相談してみてください」と言って、紹介することもあります。

萬田　でも、やっぱり治療したいという人も多いでしょうね。

近藤　基本的には、固形がんの場合は「選ぶのはあなただけど、つらい症状がない間は様子を見た方がいいと思うよ」って言って帰すんだけど、手術や抗がん剤治療を選ぶ人もいっぱいいると思います。そういう人が、その後どうなっているかは心配です。

萬田　家でも仕事でも伴侶でも洋服でも、選ぶ時に「正しい選択」なんてないですよね。

その人なりに考えて決めたことがその人の正解で、当たり前のことだけど自己責任です。それが人生。

がん治療も、データがどうだろうと、あやしかろうと、高かろうと、本人が選んだ治療法が正解なのかも……。

近藤　ただ、治療には命がかかってるからね。洋服を選ぶのとはわけが違う。**見てきたようなウソをがん医者に吹きこまれて、命を縮める治療に突入していく**患者さんを、見過ごすわけにはいきません。

萬田　結婚詐欺、オレオレ詐欺、政治家の公約違反、選挙違反、うまい儲け話、健康食品、いくらでも引っかかる人はいます。医療は違うと言っても、どの世界も同じで防げないと思います。

近藤　それはそうなんだけど……、情報を伝え広めることで、ひとりでも被害者が減ってほしい。

「治療」「放置」それぞれの今後を説明して、自分で選んでもらう

萬田　僕は「手術や抗がん剤治療をしたくない」人が近藤先生のところに行って、「あ、やっぱりしなくていいんだ」って、お墨付きをもらった気分で帰ってくるのかなと思っていました。

近藤　確かに、自分でおおまかに方向を決めてやってきて、僕に背中を押してもらいたい患者さんは多いし、その気持ちもわかる。ただ、最初にそういう目的を聞いちゃうのはよくないと思って、僕の方からは聞かないの。「本心ではどうしたいのか」は、最後まで聞かない。

そして公平に「あなたのがんは、ほっといたらこうなる」「手術したらこう」「抗がん剤を使ったらこう」って、それぞれのケースを説明して、あとは自分で選んでもらいます。

萬田　なるほど。「どうしたいのか」は聞かないんですね。僕は最初に「長生きしたいんですか？　家にいたいですか？　これからどう生きたいんですか」って聞くんです。

近藤　それは治療やケアをする場合と、セカンドオピニオンとでは目的が違うから。

萬田　そうか、まったく違うんですね。

近藤　ただ「あなたにとって大事なのは命ですか？　がんを取り除いたり小さくすることですか？」と聞いて、考えを整理してもらうことはあります。

それから僕のところには「がんと診断されていない」人も来るの。「がんと言われそうなんだけど、言われたらどうしようか」って。

萬田　がんと言われそう、というのは？

近藤　たいていは、健康診断で「あやしい影がある」とか、なにか言われて。

萬田　それは想像してなかったなあ。

ピンピンしているのに「がん」と診断されたら、忘れなさい

近藤　かなり多い相談は、本人はピンピンしているのに、がん検診や職場の健診で「がんが見つかっちゃった。どうしよう」って駆けこんでくる。これはもうほとんど「忘れなさい」って言って帰すんだけれども。

萬田　アハハ、忘れなさいですか⁉

近藤　自覚症状がないのにがんと診断された患者さんには、「①診断を忘れる　②検査を受けない　③医師に近づかない」と紙に書いて渡しています。

がん検診で寿命が延びたっていうデータは世界にひとつもなく、むしろ短くなるっていうデータがほとんどだから。

萬田　手術を勧められてる人も来るんですよね？

近藤　そうです。「あなたの場合、標準治療は手術です」って言われてくる患者さんも多い。その場合は「様子を見るとどうなる」「手術するとどうなる」「放射線をかけるとどうなる」「抗がん剤やるとどうなる」「それぞれを組み合わせるとどうなる」って、ひとつひとつ説明していくの。

萬田　そういうセカンドオピニオンは、ほかにないですね。

近藤　日本で1年間に「がん」って診断される人は、いまや100万人を超えているでしょう。僕の外来にみえるのは年間2000組、全体の0・2％程度で、微々たるものだけどね。

萬田　治療法は本人が好きなものを選択すればいいと思うんだけど、医療では標準治療だけしか勧められないから、なかなか難しいですよね。かといって、患者さんの自由を認めると、あとで家族が出てきて「標準治療を勧めなかったお前は医師じゃない！」なんて言われるから。

標準治療を勧めることが、医師が自分を守るための手段にもなっているのは、残念なことです。

近藤　さらに残念なのは、**自覚症状のない患者さんが、がんの標準治療を受けると、まず間違いなく不調になるか寿命を縮める**ことだなあ。

それぞれの治療イケイケ時代

萬田　近藤先生の、もともとの専門は放射線治療ですね。

近藤　そうです。最初のころは僕も、たとえば乳がんの場合は「ワキの下のリンパ節も切って、放射線かけて、抗がん剤も……」ってやってたんだ。

血液がんの悪性リンパ腫については、アメリカ留学で確信を持って帰ってきて、日本でいちばん強い抗がん剤治療をやって治癒率を3割から8割に上げたんだけど。

萬田　内科を飛び越えて放射線科の近藤先生が、悪性リンパ腫の抗がん剤治療を変えたんですね。

近藤　それで抗がん剤を過信して、乳がんにも使うようになったんだけど、どうもおかしい。明らかに抗がん剤で命を縮めた患者さんを何人か見て、治療の根拠になっている医学論文を読みこんでいくと、乳がんだけじゃなく固形がん一般の治療論文のインチキが、いっぱい見つかってね。

萬田　基本的に医者が論文を書いて学界での立場を上げるためには「この薬を使った治療方法で成績が上がります」っていう新しいデータを出したいわけですから。

近藤　そうなんだ。経験を積むほど、勉強するほど「固形がんには抗がん剤は必要ない」っていう結論にならざるをえなくなった。乳がんも、しこりをくり抜く手術だけでいいと。

萬田さんのスタートは、群馬大学附属病院の第1外科ですね。

萬田　1991年に医師になりました。

近藤　僕と20年近く違うんだ。

萬田　いまから考えれば、ずいぶんやってきましたよ。本人の意志を無視した延命治療を。一時期は病院の「胃ろう」造設も一手に引き受けてました。

近藤　目に浮かびます。

萬田　いまから考えるとむごいことをいろいろやりました。急性すい炎でいまにも死んじゃいそうな人に「手術しないと助かりません」って言って手術したけど、やはりうまくいかず、その日に亡くなったり。衰弱して「あー」とか「うー」とかしか言えない人に内視鏡突っこんで、胃ろうをつくったり。

外科の抗がん剤治療を「全部オレがやります」って言って病院に化学療法室を立ち上げ、抗がん剤治療ばかりやっていた時期もありました。

近藤 入院しないで、通院で抗がん剤治療ができるようになった時代だ。

萬田 みんな手術して抗がん剤治療して亡くなっていくから、食道がんチーム、肺がんチーム、胃がんチーム、大腸がんチーム……外科の看取りが、たいてい僕のところに来てました。一時期、外科の抗がん剤治療と看取りをほとんどやってた。

あらゆるがんの患者さんを、治療して最期まで診た経験が、いまに続いています。

近藤 そうか、お互い終末医療に深くかかわったんだね。

「アンチ近藤派」の論理はメチャクチャ

近藤 「がん放置療法」は、がん治療ワールドのなかでは異端だから、「近藤教」とか、「近藤にだまされて治療しなかったから患者が死んでしまった。犠牲者だ」とか、同業者からいろいろと、ありがたいお言葉をいただいて（笑）。

萬田　アンチ近藤派の論理はメチャクチャです。だってがんは、手術しても死ぬ人は死ぬし、治療しないで亡くなった人の何万倍もの人が、抗がん剤治療で苦しんで亡くなっているじゃないですか。

アンチ近藤派の論理にならえば、がんの標準治療をして亡くなった人もすべて、「医者にだまされて標準治療をしたせいで死んでしまった犠牲者」になりますよね。

近藤　しょっちゅう「抗がん剤で、がんはいったん小さくなりました。でも正常細胞もやられてお亡くなりに」とか、「**手術は大成功。でも患者さんは衰弱して永眠**」というこ とがおきてるのに、そのリスクがちゃんと説明されていないでしょ。

萬田　「延命」にしても、ボロボロの状態でベッドに横たわっていようが、データ上は「生存期間が延びた」ことになるんだから。

近藤　**医者が「抗がん剤で延命する」と称するデータには、「つらかったかどうか」とか「動けたかどうか」は表れないから。**

都合のいいデータは、いくらでもつくれる

近藤　しかも、そのデータをまとめるのはたいてい製薬会社の社員で、医者は論文著者として堂々と名前を出していても、実際に書くのはほぼゴーストライター。

都合のいいデータをつくる手口は、いっぱいあるんだ。「腫瘍が小さくなった」ことだけ強調して、再発や死亡したケースはスルーするとか、追跡調査の手を抜いて死んだ患者を生きていることにするとか。

萬田　それでも、つらくてもいいから少しでも長生きする可能性に懸けたい人は、データに基づいた医療を受けたらいいと思うんです。「つらくないことが大事」な人は、緩和治療を受けた方がいい。両方受けたいなら、優先順位をつける。

どれを選ぶかは、患者さんの自由です。

近藤　その場合、患者さんが治療のデメリットも正しく知っていること、知らされていることが大事だけどね。

僕は、臓器転移がある固形がんの患者さんには「抗がん剤はやらない方がいい。毒

性で苦しむし、寿命を縮める。日常生活の質も最低になる。いまはふつうに生活ができているんだから、そのままで人生を楽しんだら？」と言います。

そして、苦痛が出てきたら、緩和ケア医に診てもらって症状をやわらげ、**なるべくいままでどおりの日常生活を続けられるようにしてもらったら**どうか、と。

健診は健康な人に「病気」のレッテルを貼って、病人に転落させるシステム

萬田　ところが、緩和ケア医にもいろいろな考えかたの人がいるようです。

近藤　そうなんだ。がんを放置した患者は、いよいよ症状が出てきたら緩和ケアへ行くんだけど、抗がん剤が大好きな緩和ケア医もいるし、抗がん剤治療が専門の腫瘍内科医が緩和ケア病棟のトップを兼ねていたりするでしょ。

そういう医者から見ると「抗がん剤治療を受けていない患者はバカだ。受けないことを勧めた近藤はとんでもない」ということになるんだね。

萬田　僕は「**医療は利用するもの**」と思っています。知らないからすべて医師に任せ

るのではなく、知らないからこそ、教えてもらい、自分で判断して利用する。言われたとおりにするものではないと。

現に自分で勉強し、緩和ケアを選択し、満足して幸せそうに亡くなっていく人がいるんですから。

近藤　本当にそう。元来は、医者という専門家がいれば患者は勉強しなくていいはずなんだけど、いまの日本の医療は万事、お金が中心になっていて、健康人は常に病人にさせようとねらわれるからね。

健康診断も、人間ドックも、がん検診も、病気というレッテルを貼って、健康人を病人に転落させるためのシステム。本当に痛い・苦しいという人が病院に行くだけでは、医療産業はつぶれてしまうから。

そこを見抜かないと、やすやすとアリ地獄にはまってしまいます。

体が弱くて病気のデパート？ 病名はいくらでももらえます

萬田　多くの患者さんを診て思うのは、元気で長生きしている人ってたいてい、病院に行かずにすんできてる人ですよね。

近藤　元気だから病院に行かないんじゃなくて、病院に近づかないから元気でいられるんだね。僕も、小さい時は開業医の父親からよく注射を打たれて、病弱な子どもだったんだけど。

この40年以上は、一度も医者にかからず「病欠」ゼロ。去年、帯状疱疹《たいじょうほうしん》が出た時も、薬も飲まず点滴も打たず、痛みを味わいながら治したよ。

萬田　すげー（笑）。「私は生まれつき体が弱くて病気のデパート」って嘆く人がいっぱいいるけど、それは自ら望んだ道でもありますね。

近藤　ちょっと咳が出ただけで病院に走るようだと、「ついでに血圧を計ってみましょう。あ、ちょっと高いね。お薬を出しましょう。血糖値もご心配ですね……」って、イモヅル式に。

萬田　調べれば調べるほど、いくらでも病名がもらえて、治療してもらえます。**病名は老化の段階に名前をつけたもので、老化しない人はいません**からね。

ケガを除いて、ほぼすべての治療は延命治療で、どの治療も、ムダになったり、アダになることがあります。

近藤　チェコスロバキアで、タバコを吸う男性6300人を「肺がん検診を定期的に受ける人」「受けない人」に分けて3年後に見たら、肺がん死も総死亡も、検診群の方がずっと多かった。**検査でがんを見つけると、ストレスや治療で命を縮めやすいということです。**

長野の泰阜《やすおか》村でも、胃がんの集団検診をやめたら、胃がん死亡率が半分以下に減っちゃった。

萬田　病院が閉鎖された北海道夕張市でも、がん死が減って老衰死がぐっと増えています。

近藤　僕が診た子宮頸がんのステージ0期、1a期の患者さんは、放置したらほぼ全員「がん」が消えました。〝本物のがん〟も成長が超スローだったり、なぜか消えることもあるしね。

20年前に『患者よ、がんと闘うな』（文藝春秋）を書いた時から、僕がいちばん言いたいのは、**たいていの病気は老化現象つまり「自然現象」だから、闘おうとするほど体はつらく不自由になりますよ**、ということです。

萬田　全く同感です。

ところが、医療系の学生に講義や実習を通してレポートを見せてもらうと「医療の役割は、とにかく延命させることだと思っていた。患者の意思を尊重する医療があるなんて、思いもよらなかった。今回、現場で患者さんのナマの声を聞いて、まず患者本人がどうしたいのかを大切にすることの重要性が理解できた」という内容がほとんどです。

延命精神のおかげで医学が発展しているところもあるから全否定はできないけど、**延命しか見えないのはバランスがよくない**ですよ。

年をとって、うかつに入院するとボケる

萬田　ともかく年をとるにつれて、人はみんなすべての臓器が老化していって、老化の段階別に病名がつきます。

たとえば脳の老化がある段階にきたら「認知症」。僕もすでに、風呂に入っていて時々「あれ、さっき頭洗ったっけ」。確実に「軽度認知障害」に首を突っこんでいま

す。認知症の前段階（笑）。

近藤　年をとってうかつに入院すると、それをきっかけにボケる人がいっぱいいるから、気をつけないとね。まず環境の変化が脳にはすごいストレスだし、病院でじっと寝かされていると、足腰も頭もみるみる衰えちゃう。

萬田　検査で病気を見つけられたお年寄りが「入院したくない」ってダダをこねるのは、「認知症にしないでくれ」という叫びだと思うんです。

だって、軽いボケが始まっている状態で入院して環境が激変すると、自分がいま、なぜここにいるのかという記憶が飛んで、パニックになって大声を上げたり暴れたりする。

それを鎮静剤などの薬でなだめられているうちに「認知症」ができあがって「病気は落ち着きましたが、自宅での生活はムリなので施設にどうぞ」コースになっちゃいます。

近藤　ほかにも、手術のために全身麻酔をするだけで、お年寄りはボケたりするからね。

萬田　ボケちゃうと、さらに本人の意志が通らなくなって、延命治療をとことんやられやすくなる。**「入院したくない」は、つらい延命治療をされるかどうかの大関門**でもあります。

近藤　とにかくボケだけは避けたいなあ。ボケてきたら飲まず食わずで死を選ぶという人がいるけど、本人がボケそうだと思ってるうちは、ボケてないんだよね。

萬田　ボケたら、人の分まで食べちゃいますね（笑）。ボケたら飲まず食わずなんて判断もできないし、もし食わなかったら胃ろうにされちゃう。

僕も、いちばん大事なのは脳機能。自分の体をつかさどる意志と心がちゃんと機能しなくなったら、体がいくら丈夫でも、生きていたくないな。

近藤　その点がんは、ヘンな治療さえ受けなければたいてい最後まで頭がしっかりしてるから、がんのお迎えを祈るばかり（笑）。ただ僕は検査を受けないから、死因は老衰になるんだろうな。

萬田　ねらってますね。同じです。でも、健康ではいたい。だから自分の体の声はちゃんと聞こうと、朝の体調にはよく耳をすませます。ベッドの中、ベッドから降りた時、朝の散歩の時に。

まず、腰、膝、肩、股関節などケガを持っているところから始まって、体じゅうの痛みや違和感、お腹の調子、気管支の具合、アルコールが残っていないか……って、チェックしながらストレッチをします。

夕張市に学ぶ「検査も治療もしなければ、家でスーッと自然に逝ける」

近藤 さっき話が出た、夕張市で老衰死が急増したという話は、高齢化社会のひとつの希望だと思うんだけど。

萬田 あれは本当におもしろい話だなあ。夕張市って65歳以上の人が半分近いでしょう。

近藤 なのに医療崩壊で総合病院がなくなって、入院ベッド数も、市民1万人にたった19床。

そしたら日本人の三大死因「がん」「心臓病」「肺炎」がぜんぶ減っちゃった。救急車を呼んでも隣り町の病院までは遠いから、出動回数がガクッと減った。つまり、病院にかつぎこまれて延命治療されるリスクも減ったんです。

萬田　**調べれば病気だらけになって、つらい延命治療をされて死んでいく。調べなければ安らかに老衰死。**どうぞ、お好きな道をお進みください（笑）。

近藤　老人ホーム医の中村仁一《なかむらじんいち》さんが、85歳から90歳の、ボケたお年寄り80人以上のがんを治療しないで見守ったら、亡くなるまでに痛みを訴えた人はこれまでゼロで、モルヒネを使ったことさえないって。

萬田　痛みのかなりの部分は心の痛みだから、認知症になると一般に痛みが軽くなる傾向があるようですね。それにしても、ひとりも痛まなかったというのはすごい。

近藤　夕張市のおばあちゃんが、「がんが見つかったけど治療しないで家でふつうに暮らして、90歳で亡くなる前日まで、好物のおまんじゅうを食べていました」というニュースも見ました。

萬田　僕が診てきたがん患者さんも「亡くなる日まで歩いていた、家族とおしゃべりしていてコトッと逝った」という人が、けっこういます。

　本人の望みどおりに家で過ごしていると「容態が急変」ということはほとんどなくて、スーッと亡くなります。

近藤　急変するのは治療してる人。目ざせ、検査も治療もしない、家での安楽死（笑）。

萬田　無理やり命を縮める安楽死ではなく、延命でもなく、自然に亡くなるのが真の安楽死ですね。

スキルス胃がんを放置したら、8年間なんの症状も出なかった

近藤　萬田さんも僕も検査をしないから、がんになっても症状が出るまで気づかない、っていう話が前に出たよね。この対談を読んで「検査も治療もしないで自然に逝けるものなら、そうしたい」と思った読者のために、ここで「がんの末期発見から死まで」のいろいろなパターンを紹介しておきましょう。

萬田　では、まず、**胃がん**から。これは**お腹が痛くなるか、食えなくなります。**

近藤　あと出血してると黒いタール便が出たり、まれに吐血することもありますね。スキルス胃がん（粘膜の下を這うように広がるため発見されにくく、一般に進行が速い）は腹腔《ふくくう》内にがんが飛び散りやすくて、そうすると腹水がたまってくる。

萬田　胃がんの進行も、わりとゆっくりですよね。

近藤　スキルス胃がんは進行が速いことで有名だけど、それは手術した場合。僕の患者さんは、無治療で初診から10年近く生きましたよ。そのうち8年は、なんの症状もなくふつうに会社の経営を続けて。

定期健診で胃の粘膜下に5センチのがんが見つかって、その後腹膜転移も出て、スキルス胃がんだとわかったんだけど。

萬田　8年間、症状が出なかったというのは驚きです。

近藤　9年目に「食が細った」「便通が悪い」「時々、下腹部が痛む」って、いろいろ症状が出てきたけど、下剤を使ったりしてコントロールして、ロシアや石垣島、京都などへの旅行を楽しまれた。

体重が前の年より20キロ落ちたところで会社を人にゆずって、それから2か月ぐらいで、72歳で亡くなりました。最後は肺に水がたまって、呼吸苦をモルヒネでやわらげながら、初診から10年を目前に息をひきとられました。

萬田　やっぱりがんは、いじらない方が、つらくなく生きられそうだなあ。そして、つらくない方が「もっと生きたい」とも思いますよね。

医者は「治療しないと大変なことになる」と言うけど、治療すれば死なないってわけじゃない。むしろ治療して再発すると、無治療で進行するより「大変なこと」になりますよね。

検診も治療も受けないがん患者は、どういう経過をたどるか

近藤　たいていの医者は治療しない患者を継続して診たことがないから、治療をして大変なことになった経験をもとに「治療しないと大変なことになります」って言っている。

逆に、検診も受けず治療もしないと、平和にがんと共存できることが多いよね。

萬田　がんが肝臓に転移したり、**肝臓がんの場合は、黄疸《おうだん》になるまで気がつかないこ**とも多いですね。疲れやすくなるとよく言われるけど、経過がゆっくりだからはっきりは気づかないのでは。

近藤　肝臓がんでもたまに腹部や背中に痛みがくることがあるけど、その前にやせてきたりして体調の異変に気づくでしょう。症状としては食欲不振、倦怠感、便が白っ

ぽくなったり目が黄色くなる黄疸症状が現れる。

そこからは、そんなに長くないから、つらくもない。肝不全になると意識障害に陥るけど、家族が理解していれば対処できる。本人はそんなに苦痛を感じないと思います。

萬田　**肺をやられると、**これはいちばん簡単にわかりますね。**呼吸が苦しくなったり、咳が続いたり。動いた時の呼吸苦が主な症状。**血痰はそんなにないし、出たって実はそんなに困らない。

近藤　腹腔内にがんが散らばる**腹膜播種《はしゅ》になると、腹水がたまって食欲が落ちたり、尿が出にくくなったり。**でも、先ほどのAさんみたいに、**１００回も腹水を抜きながらふつうに過ごしている**人もいるしね。

萬田　それから腸閉塞をおこすとお腹が張ったり、痛みが出たり、吐き気がしたり、吐いたり。でも、腹水さえコントロールすれば、そんなにつらくないです。無理に食べたり、点滴しなければ、腸閉塞にもならないし。

近藤　腸閉塞は大橋巨泉さんみたいに、手術を受けた場合の方がずっと出やすい。手術をしなければ、かりに腹膜転移があっても体が自然の防衛機能をはたらかせて、腸閉塞になりにくいようにするんだと思う。

萬田　それから、**点滴をして鼻からチューブを入れられるより、無理せず自力でちょっとでも水分をとりながら逝く方が、ずっとずっとラク**です。栄養栄養と言って点滴するより、脱水気味で、栄養もとれない状態の方がつらくなくて、むしろ長生きできることが多い。

「苦痛死」の原因として、「点滴信奉」は日本の「看取り文化」のなかでいちばん根強いです。

「いい治療」より「つらくない方法」を選ぼう

近藤　医者たちの言う「いい治療」が長生きにつながるのではなく、逆効果。「つらくない方法」を選んだ方が患者は当然ラクで、それが結果的に長生きにつながるよね。

萬田　そうなんです。**腎臓は片方がやられてももう片方があるし、これもゆっくり進行。**片方がやられると血尿や痛みが出ることもあるけど、無症状のことが多い。

腎臓が先にやられることは、なぜか少ないですよね。もし、気づかずに2つめの腎臓が機能しなくなったら、腎不全であっという間に亡くなるから、これもつらい期間は少ないと思います。

近藤　がんで心臓がやられることはないけど、がんが原因で心臓をおおう袋、心嚢《しんのう》に水がたまって、心臓が圧迫されて心不全になることは、たまにあるね。

萬田　がんの影響が間接的に心臓におよぶと、苦しくなることはあるけど、心臓がいたむ狭心症の症状はあまり見ませんよね。

病院にいた時はしょっちゅう患者が心筋梗塞をおこしていたけど、在宅の現場ではほとんど見ない。脱水気味なんだけど、自然の状態だと貧血があるから血液サラサラなんでしょう。

心臓は丈夫です。最後に止まるのが心臓です。心配してもしょうがない。心臓が先に悪化して苦しむことは少ないですから。

近藤　**脳転移は症状がさまざま**で、初期症状は専門家でないとわかりにくいね。

萬田　体のどこかが動かないとか、痙攣《けいれん》とか、意識がないとかで気づくかもしれない。

これも症状が出てきてからは、**症状を抑える適切な緩和ケアをしたら、苦しむ時間**

は少ないと思います。

近藤　骨に転移すると、転移した部分の骨に強い痛みが出てきたり、骨がもろくなって骨折することがあるね。

萬田　気づいた時はおそらく多発性骨転移《こってんい》だろうけど、その状態で見つかって、10年生きてる人もいますから。

近藤　**骨転移では死なない**よって、僕は患者さんによく言うの。

萬田　最近は、骨転移が見つかるとすぐ放射線治療を勧められることが多くなっています。僕は症状がなければ放置した方がいいと思いますが、放射線治療医の近藤先生はどう思います？

近藤　えっ？　症状がないのに治療が勧められるの？　そんなはずないんだけどなあ。

萬田　勧められてるんですよ。「歩いちゃいけない」とか、例の決まり文句「恐ろしいことになります」と言われて。

近藤　骨転移はあちこちに出てくることが多いから、痛みがないのにいちいち放射線で叩いていたら、体の方が先に弱っちゃうよ。それに、歩かなくなると骨がもろくなって、がんがはびこりやすくなるし、すぐ寝たきりになります。

萬田　ともかく治療医は患者さんを助けたいんだけど、やればやるほど、患者さんはつらい状態で生きなきゃいけない。じゃあ、見捨てる？　家族は見捨てるのはつらい。でも治療を選ぶと、もっとつらい結果になる。
　ではどうすればいいか。本人の望むようにするのがいいと思います。

「余命は半年と言おうマニュアル」がある？

近藤　余命は伝えてますか？
萬田　周囲が誰も告知していない時代は余命告知をしていました。いまは伝えていません。余命の告知は当たらないことがわかったから。
近藤　病院の医者はよく余命を言うよね。
萬田　前にも話が出た「ほっといたらすぐ死ぬ」とか。ほっといたらどうなるのか知らないのに、見たこともない話もしてますからね（笑）。
近藤　あれはどういう心理なんだろうなあ。僕のところに来る患者さんもよく、余命なるものを言われたって、ショックを訴えるんだけどね。

がんをほっといた患者の経過なんて、ふつうの医者は見たことないわけ。だから、まったくのあてずっぽうか、自分が治療した患者の余命を持ち出しているんだと思う。

萬田　どういう言い方をするんだろう。群馬には群馬パターンがあるみたいですけど（笑）。

近藤　たとえば肺がんで転移があると、「治療受けないと余命半年ですよ」。

萬田　で、「治療を受けたら寿命が延びますよ」って？

近藤　そうそう。抗がん剤治療をしたら3か月延びます、とか言われて、患者さんは悩むわけ。

だけどCTで転移っぽい影が見つかっただけで、特に症状もなく、歩いて外来に来てるんだよ。それで放置して半年で死んだ患者なんて、僕は見たことないですよ。だから医者が言う余命期間を聞くと、治療するといかに寿命が短くなるかがわかるわけ。あとね、「余命半年」って聞くと、半年後にバタバタ死ぬ感じがするけど、正しくは余命の中央値。「患者の半分が半年以内に亡くなる」「1か月以内にも死ぬ人がいる」という意味だから、そんなことますますありえない。

半年や1か月で死ぬとしたら、抗がん剤の毒性で死ぬんだよ。

萬田　しかし「余命は半年と言おうマニュアル」でもあるのかなあ（笑）。最近、僕のところにも、手術不可の進行がん患者が「抗がん剤治療をしなければ余命半年。治療すれば半年以上です」って言われているパターンが、異常に多いんですけど。

近藤　3年ぐらい前は「余命3か月」がはやっていて、僕は『「余命3カ月」のウソ』（ベスト新書）っていう本を出したの。そしたらその直後、「余命4か月と言われた」って外来に駆けこんでくる患者さんが多くなった。

最近はなぜか、萬田さんの言うように「余命半年」がはやってますね。ほんとにしょうもない。

進行がんを放置して、10年以上生きた患者さんをたくさん見てきた

萬田　どうしてもと言われたら僕は「あなたの余命は1週間から1年。これでも5％はずれます」「医師は神様じゃないので当たらないよ」と答えています。

近藤　ただ、たっぷり治療されたあとに緩和ケアに移行する人たちは、たいてい早くに亡くなるね。国立がん研究センターが発表した内部データでは、担当医から「抗がん剤治療をやり尽くしてもうできないから、ホスピスに行きなさい」と言われた人たちは、言われた時点から13％が1か月以内に、半数が100日以内に亡くなってる。

萬田　抗がん剤に生命力を奪われたということでしょう。

近藤　治療を受けない場合は、余命のことは本当にわからないですよね。

萬田　僕は進行がんを放置して、10年以上生きた患者さんをたくさん見てきたし、先日は乳がんが全身に転移してから20年たった患者さんが、ひとりで歩いて相談にみえました。

萬田　病院で余命1週間って言われてたけど、点滴の管を自分ではずして家に逃げ帰って、それから何年も生きてるおばあさんもいます。

近藤　肝臓や肺や脳ががんに侵されて、呼吸がしにくくなったり、黄疸が出てきて車椅子に頼るようになると常識的には「余命1か月」だけど、そこから3か月生きたかたもいます。

萬田　さっき話に出たように、卵巣に25センチのがんがあって、腹膜に飛んでいても無治療で3年以上元気でいられる人もいる。

反対に、驚くほど進行が速い場合もありますね。30代のある患者さんは、同じ卵巣がんで腫瘍は2センチ、転移もなく、同じく無治療を選びましたが、3か月後には腹水と痛みが出て肝転移が見つかって、そこから1か月しかもたなかった。

近藤　セカンドオピニオンの相談でも「当たらなくていいから、一般的にだいたいこのぐらい、という余命を教えて」ってよく聞かれるんだけど「手術をしたり抗がん剤治療を始めると、とたんに亡くなる人がいる。はっきり言えるのはそれだけです」って答えています。

手術と抗がん剤は、たいていセット。「地獄への道は善意で舗装されている」

近藤　しかし医者は治療をしないと仕事にならないから、**あてずっぽうの余命を言ってでも、とにかく患者を治療に引きずりこもうとする**よね。

萬田　いや、治してあげたいんですよ。自分の力で。外科医は手術してあげたいから、まず「手術できるかどうか」を考える。で、大丈夫そうだと思ったら「手術しましょう、しましょう、しましょう」（笑）。僕もそうだったかもしれません。

近藤　最近は90歳を超えた患者さんにも「歩ける体力があるから開腹手術ＯＫ」ってバンバンやってるでしょう。信じられないなあ。

手術と抗がん剤は、たいていセットになってるしね。

萬田　抗がん剤の専門医はもちろん治療をしてあげたいし、抗がん剤を片手間にやってる外科医も、自分にできる治療法で治してあげたいんですよ。

近藤　**医者は善意ならばなんでも許される、ってものでもない**よね。

いまだに手術や抗がん剤の問題点に気づいていないなら、鈍感ではあるが善意でしょう。しかしその結果、治療で苦しみ、寿命を縮める患者がたくさんいる。

「地獄への道は善意で舗装されている」という格言を思い出すよ。

もっとも手術は受けても「抗がん剤はお断り」って言う人は、少しずつ増えてる気がするけど。

萬田　しかし医師から「治療した方が寿命が延びる」と言われると、本人は気が進まなくても家族の手前「延命するなら、お願いします」って言わざるをえないことも多くて。

近藤　確かに、一家でセカンドオピニオンを聞きに来て、患者さんと家族の意見が食い違ってることはよくあるなあ。兄弟の間でも、次男は父親の治療をやめさせたいんだけど、長男が「ここはオレが仕切る。やれることはなんでもやる」の一点張りとか。

萬田　あるある。そして本人は、モヤモヤしたまま治療せざるをえなくなるんですよね。

「抗がん剤はもうやめましょう」「突き放された」

萬田　それにしても、治療を信じて、望んで、医者にどこまでもついていく患者さんや家族は、すごく多いです。

かなりの人が「治療をやめる時は、生きることをあきらめる時」「ただ死を待つなんて耐えられない」と思っていて、あきらめがつかないんです。

近藤　ところが現実にはね。さんざん治療されて苦しんだあげく、主治医からいきなり「もう打つ手がありません。ホスピスへ」って言われる患者さんが多いわけ。

萬田　「抗がん剤はもうやめましょう」と主治医に言われると、患者・家族は「突き放された」と、すごいショックを受けますよね。

近藤　だって、主治医の説明を聞いて「よくなる」と信じて、つらい副作用にずっと耐えてきたんだよ。それが**突然「打つ手がない」**だもの。死刑宣告にしか聞こえないでしょう。

萬田　主治医としては抗がん剤打ち切りを、「ここからは、残された時間を有効に使ってほしい」という思いもこめて伝えるんですが、患者さんや家族は急に「有効に」って言われても、命を延ばすことしか思いつかないから。

そもそも時間を「有効に」使える人は、悔いなく生きているので、あまり治療にしがみつくことはないわけで。

近藤　永六輔《えいろくすけ》さんの『大往生』（岩波新書）に、ホスピス医の「本人が死にたいように死なせてあげたいと思うんだけど、こういう死に方をしたい、というイメージのない人ばかり」という言葉が載ってたけど。「よくなる。きっと治る」と信じて治療してきたのに、急に「死に方のイメージ」と言われてもね。

とにかく患者は混乱したままホスピスに移される。とても気持ちの整理がつかないから、感情が激しく揺れる。あげく、せん妄（一時的な精神錯乱や異常行動）がおきて騒いだり暴れたりすると、鎮静剤を打たれて眠らされて……という最後になりやすい。

萬田　たくさん見聞きしてきました。

近藤　終末期ケアの専門家から「いちばん痛ましいのは、抗がん剤でボロボロになった患者さん」だと聞きました。次から次に抗がん剤を打たれ、衰弱しきって、人生の大切な最終章を、身の置きどころのない倦怠感、手足のしびれ、砂をかむような味覚障害……って、二重三重の苦しみにうめき続けて逝かなければならないなんて。

萬田　ただ、患者が常に一方的に「打たれる」だけではなく、抗がん剤以外の手段を患者が希望しないから、**主治医が患者や家族のために続けざるをえないパターンも多い**んです。

体の声を聞け。
「これ以上はヤバい」と叫んだら、抗がん剤をやめること

萬田　僕は患者さんにいつも「体の訴えをちゃんと聞いて」と言っています。「治療の効果を苦痛が上回っている。これ以上はヤバい」と体が叫んだ時が治療のやめ時。主治医がなんと言おうとキッパリ「抗がん剤やめます」って言ってくださいと。進行がんは治らないけど、体をいためつける治療をやめることで元気を取り戻し、延命につながる人は、たくさんいますから。

近藤　「体の声を聞く」は鉄則だね。

ベテランのホスピス医から「抗がん剤治療をしたことを悔やんでいる人はたくさん見たけど、やめたことを後悔している人は見たことがない」という話を聞いたことがあります。

萬田　いいタイミングで早めに治療をやめられると「自宅で穏やかに過ごそう」という、心のゆとりも取り戻せます。

抗がん剤は最後まであきらめずに続ける薬ではなく、効果がないと思ったら、自己判断でやめる薬です。

医師がデータを見ながら判断するのは、「まだ続けても死なない」か「続けたらヤバい」かで、いい人生を送れるかなんて判断はしてくれないから。

近藤　僕は、**抗がん剤治療を最初から「やらない」のがいちばんだと思う。延命効果もないのに、害があまりにも大きいから。**

萬田　少なくとも、治療を迷ったりいやがっている患者さんに、医者が治療をゴリ押しするのはよくないですね。

近藤　「抗がん剤やらないでここまでこられて、本当によかったね」って、患者さんに声をかけてあげられる緩和ケア医が、これから増えていくことを切に祈るよ。

放射線治療医の「なり手」が少ない理由

萬田　近藤先生の専門の放射線科の医者って、やっぱり「放射線がベストだよ」って治療を勧めるんですか？

近藤　これがねえ、放射線科は伝統的に「院内のおこぼれをいただく」立場でね（笑）。最初から放射線科に来る患者ってふつうはいないから。

要するに、窓口は外科とか耳鼻科とか婦人科で、手術できそうならやってしまって、再発すると「放射線なら痛みがとれるよ」って感じで、送りこまれてくるの。

萬田　いまもそうですか？

近藤　いまはちょっと変わってきてるけど、むかしは、放射線科に来る患者の多くは再発転移だったから、放射線治療医はやる気がおきなくて、なかなかなり手がいなかったんだ。

僕の場合は「放射線科はラクだから、勉強する時間がとれそうだ」と思って選びました（笑）。

萬田　でもね、先月から「いっぽ」に来てる、群馬大学医学部のやる気のある研修医は、「主治医になれるから放射線科医になりたい」って言ってますよ。

僕は群大にいたとき食道がんが専門で、放射線科と仲がよくて彼らと対等にやってたから、いまになって「そうか、ほかの県では、放射線科が〝やらされる〟立場のところが多いんだ」とわかってきました。

近藤　そうそう、群大の放射線科はむかしから活発に活動してたね。

反旗をひるがえして、定年まで村八分

近藤　話を戻すと、放射線科がそんなふうで、上司たちも頼りなかったから、助手になってすぐのころから治療法の改革は好き放題できたんだけど、僕みたいに反旗をひるがえすと、院内からの診察の依頼はなくなるわけ（笑）。

１９８８年に、月刊『文藝春秋』に「乳ガンは切らずに治る——治癒率は同じなのに、勝手に乳房を切り取るのは、外科医の犯罪行為ではないか」っていう物騒な論文を、東大、慶應の名前を挙げて載せたら、どうなったか。

予想したとおり、翌日からピタッと誰も患者を依頼してこなくなりました。定年までの25年以上、院内からの依頼は10件にも満たなかったな。

萬田　でも、発表される前は外科だけじゃなくて、耳鼻科なんかとも組んで放射線治療をしてたんですよね。

近藤　だけど、外科以外からも全く依頼がこなくなったの。それまでは放射線科の外

来のなかで、依頼数がいちばん多かったんだけどね。

萬田　そこがいちばん聞きたかった（笑）。群大の外科に、講師だけど講義も診察もまったくなにもさせてもらえないまま、まさに窓際の席で、定年までがんばった人がいたんです。ただ辞職せずに粘っていただけですけど。

近藤先生が院内でいろんな人を敵に回してまで、世間に警鐘を鳴らして、定年まで踏ん張ったのは、すげえエネルギーがあるなあと思って。

近藤　確かに人よりタフな一面はあるけど、実は省エネだったんだよ（笑）。まわりは大騒ぎでも、僕に直接なにか言ってくる医者たちはいないから、台風の目の中にいるみたいなもので、静かでね。それまで病棟長をやってたんだけど、役職もはずされ、会議にも呼ばれなくなったから、心ゆくまで研究や執筆に集中できたし。

日本の乳がん患者の１％が押し寄せた

近藤　あと外来には、『文藝春秋』や『患者よ、がんと闘うな』を読んだ患者さんが僕を指名していっぱい来てくれたから、寂しさもまったくなかったなあ。温存療法を希望する人だけでも、当時の日本の乳がん患者の1%、年間500人以上が押し寄せてたから。

僕は「乳房温存療法を世の中に訴えていけば、患者さんがたくさん来るから窓際族にさせるのは無理だろう」とシミュレーションしたんだけど、そのとおりになったわけ。

萬田　主治医になることも多かったんですか？

近藤　相談だけの人、主治医になって定期的に様子を診てほしい人、いろいろでした。

萬田　患者さんによっては、終末期まで診られて？

近藤　もともと助手になった時から、自分が治療した患者は最後まで診るようにしていました。文春論文のあと押し寄せてきた患者さんたちに対しても同じ。

痛みや苦しみが出てきた患者さんには緩和ケアをして、手術が必要なときは、別の病院の同級生の外科医に頼んでた。終末期になると慶應病院の病棟に入院させたり、各地の緩和ケア病棟を紹介したり……。

萬田　なるほど、手術を別の病院の知り合いに頼む。その手があったか。

近藤　患者が緩和ケア病棟に入院したら、なるべく訪ねるようにしてね。本人を力づけたいのと、施設の観察もしたかったから。それがいまのセカンドオピニオン外来にも役立ってる。

それにしても、がん治療を推進する大病院で、多種多様ながんを「治療しない」患者を20年以上も診ることができた医者は、世界で僕だけだと思う。それを許してくれた、慶應義塾の自由の精神には感謝してます。

萬田　う〜ん、しかし医師仲間を敵に回すなんて、僕にはとてもマネできないです。

近藤　この本が世に出るからには、君も覚悟しなくちゃね。

萬田　覚悟ですか⁉　いや、遠慮しますう〜（笑）。

がん治療が「めしのタネ」になっている

近藤　いまの医学でがんが見つかるのはほぼ1センチぐらいになってからです。国立がんセンターのホームページにも書かれているけど、がん細胞が体の中に生まれてから1センチになるまでには、何年もかかってる。

萬田　数年から20年以上かかると言われていますね。

近藤　ところが、手術したあと再発してくるのはほぼ3年以内。ここからも、**がんが見つかる前に、すでに転移が体にひそんでいる**と考えるのが自然。ところがいまの外科中心のがん治療は、「目に見えるがんを取りきる」とか、転移を考えてリンパ節を含めて大きく切除することに邁進しています。

あわてて手術しても、しなくても、治療成績は同じだから、早まるとソンをするのに。

萬田　目に見える大きさで早期がん、進行がんと分けてるけど、がんの発生にさかのぼると10年生と11年生ぐらいの違いしかないって見方もありますね。

抗がん剤治療も、完治する見込みが数％しかないことが多いし。

近藤　がん細胞は99％やられても再生可能で、勢いを盛り返してくる。正常細胞はやられたら終わりで機能不全に陥ってしまう。最初から勝ち目はないんだけどね。

萬田　確かに、**いわゆるがんの苦しみは、がんではなく、死なないようにする治療からきていることが多い**です。

近藤　根本的な問題は、医者に限らず、がんがいろいろな人の「めしのタネ」になっていて、持ちつ持たれつの巨大ながん治療ワールドができあがっていることでね。

まず抗がん剤の開発・販売で栄える製薬会社。そこから多額の寄付を受けて、治療を増やす一方のガイドラインをつくる学会幹部。そのガイドラインを丸暗記して資格試験をパスした、名のみの専門医。彼らは仲間になにか言われるのがこわいから、ガイドラインそのままの治療をします。

病院は治療するほど儲かる。行政は「ちゃんとがん対策をやっている」アピールや、医療産業の振興のために、無意味とわかっているがん検診を推進して「がん患者」をどんどんつくり出す。保険会社にとっても「がん保険」はドル箱だから。

萬田　患者は治りたい。医師は治してあげたい。医療施設や会社は、それを利用して儲けたい。国は栄えたい。どれも生き残るための正当な努力なんですけどね。

近藤　ただ、治療は命にかかわるからね。金儲けのためのウソにだまされて、命を縮める治療に突入する患者さんを、黙って見てはいられません。

第4章

在宅緩和ケアのすすめ

自宅で亡くなる人が、少しずつ増えている

近藤 ここ数年、自宅で亡くなる日本人の割合が少し上がってきているけど、現場でなにか変化を感じる？ 厚労省も在宅医療システムをととのえたいようだけど。

萬田 世間はそう急には変わらないですよね。少しずつジワジワ地道に広めています。「いっぽ」ができて8年たって、だんだんリピーターも来てくれるようになって。

近藤 どう考えても病院より自分の家の方が、理想の死に近づきやすいと思うんだけど。

萬田 病院関係者は、「患者は病院でこれだけつらそうなんだから、家に帰ったらもっとつらいだろう」と考えて、帰したがらない。小さな病院にとっては収入源だから、家には帰さない。患者を治したい家族は大病院に入れたいけど、家で看たくない家族は小さな病院に入れる傾向もあります。「病気なら入院が当然」という文化は、かんたんには変わりません。

でも患者さん自身は、**医療環境は劣っても家の方がはるかにリラックスできるんで**

す。**するとと痛みやつらさもやわらぐ**ことが多くて。

近藤　入院して錯乱状態になったり、うつ状態になっていた患者さんを家に連れ帰ったら、とたんに元気を取り戻したという話をよく聞くね。

萬田　僕の経験では、70歳の患者さんで7割、80歳で8割、90歳で9割ぐらいと、高齢になるにつれて、家で最期を迎えたくなるようです。

いや、**家で死にたいのではなく、家で生き抜きたい**んです。末期がん患者にとって、病院は「死ぬのを待つところ」だから本当はイヤなんですよ。

在宅ひとり死は、ラクですよ〜

近藤　在宅ひとり死も、これからいやおうなく増えるでしょう。東京は2035年には、65歳以上の世帯の半分近くがひとり暮らしになるそうだから。

萬田　ひとり死はラクですよ〜（笑）。身よりのいない「天涯孤独型」、子どもとの同居を拒む「孤高型」、身内や友人が通う「支援型」ってタイプはいろいろですけど、「死なないでほしい」という家族の願いを気遣う必要がなく、本人さえ満足してればいいから本当にラク。

近藤　家でひとりで逝けたということは、最期まで自立していたということだから、僕は理想的な死に方だと思うんだけど。

萬田　はたから見て不便そうでも、寂しそうでも、本人が心地よければひとりでいればいいし、いやなら入院すればいいんですからね。

ひとり暮らしの人は、ひとりがいいからその暮らしが成立してる。病院に入ると、逆に孤独を感じる人が多いかもしれません。

近藤　地方は世間体があるから、やりにくいところもありそう。

萬田　そうなんです。田舎の、子どものいる独居老人ががんになると、「もしもの時のため」って、なかなかひとり暮らしを続けさせてもらえません。

高齢になってからの引っ越しは、想像以上につらいんだけど、「なにかあったら困る。孤独死されても困るし、かわいそう」っていう子どもの意見が通っちゃう。

本人の希望とは別の力がはたらいて妨害されて、がんよりそっちの方が苦しそうです。

近藤　でも、僕が「いっぽ」に紹介した末期がんの患者さんは、家族がなにを言ってもキッパリ断って、在宅ひとり死を貫いたそうですね。

萬田　気骨のある人で、最後の5日間は毎日、僕か看護師がうかがって、安らかな旅立ちでした。

近藤　本人の意志が強固なら、そうやってちゃんと思いどおりに逝ける。

萬田　でもふつうは本人の方が折れて、子どもたちの希望、意見が通っちゃう。だから人生の最終章は「ガマン」になりやすい。それも「死がつらい」大きな理由のひとつです。

助けに来てくれたんか？ なんで縛られてんだか、わかんね〜

近藤　萬田さんは、入院している患者さんを、家に連れ戻すこともあるんでしょう。

萬田　そうですね。本人も家族も帰宅を願っているのに、医師がなかなか退院を許可してくれない、ということがわりとよくあって。家族に頼まれて、主治医にかけあうことはよくあります。

近藤　それはモメるでしょう。

萬田　がんが脳に転移して意識障害、認知障害がおきて、余命1週間と告げられた男性患者がいました。ずり落ちないようにベッドに縛りつけられている彼に「家に帰りたいですか？」と聞くと、**「あんたら、助けに来てくれたんか？」**と、はっきりと言うんです。

近藤　必死だったんですね。

萬田　そして「水をたっぷり飲みてえ～。なんで縛られてんだか、わかんねえ～。ゆっくり風呂に入りて～」と嘆いた。死を目前に、鎮静剤を打たれてもうろうとするなかから絞り出した叫びだったんだろうなあ。

ベッド脇にいた家族は、大泣きしていました。

近藤　病院には、どうやって交渉を？

萬田　主治医は「こんな状態では退院させられない。まだ治療が必要」の一点張りだったけど、「治療を続ければ亡くならないんですか？　それで何日、命が延びるんですか？　本人もご家族も退院を希望されています」と迫ったら、しぶしぶ退院の許可を出してくれました。

近藤　その後、病院との関係は悪化しなかった？

萬田　出入り禁止になるかなと覚悟してたんですが、その主治医は、それから患者をいっぱい紹介してくれるようになったんです。敵対関係にならなくてよかった〜。

帰宅して管をはずし、晩酌を楽しみ、余命も延びた

近藤　その脳転移の患者さんは、自宅に戻るとすっかり落ちついたでしょう。

萬田　もう、別人のように。点滴も尿道カテーテル（常に尿道に管を入れて排尿させる）もはずして、水はもちろん晩酌まで楽しみ、4回目の訪問入浴のあと、家族に見守られて静かに眠りにつきました。退院から約2週間後でした。

近藤　それはお幸せでした。（スマホを見て）このかたも、とってもいいお顔をされてますね。

萬田　このおばあちゃんは髄膜炎（脳と脊髄をおおう膜に炎症がおき、死に至りやすい）で意識がなくなって、「きょうあすが山」と病院で言われていました。せめて家で看取ろうと家族が連れ帰って、1日1500ミリリットルの**点滴をはずしたら、翌**

日には意識が戻って、しゃべっていたんです。痛み止めもいらなくなって、1週間後に安らかに逝かれました。

近藤　治療をやめて痛みだけ抑えて、点滴もしなければ、たいていスーッとラクに逝ける。

萬田　いま僕らがやってる在宅ケアでは、最後が本当に安らかです。家族もそれを見て「大切なのは、治療や、余命の長さにこだわることじゃないんだ」と、改めて理解するようです。

人が死ぬ時のつらさの程度はある面、家族の意思次第。家族がどの時点で「これではかわいそう」「これ以上治療してもしょうがない」と考えるか。

近藤　そこでひとりでも「治療をやめるなんて」と言い出すとダメだし。

萬田　「病院に行きたくない」「薬は飲みたくない」と言った時点で、家族に許してもらえる人もいれば、全身チューブだらけになっても、許してもらえない人もいます。

死の苦しみは、がんに原因があるんじゃなく、家族の「死んじゃダメ」という気持ちの強さとほぼ比例している気がします。

緩和ケアにタイミングよく移行すると、ふつうに暮らして「こんなにもつとは」

近藤　人生の最終章を過ごすのは、どう考えても、病院より自宅の方が向いてると思うなあ。

萬田　僕もそう思いますけど、病院の方がいい人もいますし、本人がしたいようにするのがいちばんでしょう。

僕が「病院外科医」という治療の最前線から「いっぽ」に来ていちばんビックリしたのは、「病院から自宅に戻った患者さんが、穏やかにふつうの暮らしをしている」ことでした。

死が目の前に迫っているはずなのに、家族とおしゃべりして、お気に入りのテレビ番組を見て、食べたい時に食べたいものを食べ、愛煙家はうまそうにたばこの煙をくゆらせて。

近藤　亡くなるギリギリまで、外を散歩できる人もいるしね。

萬田　そうなんです。末期がんの患者さんが病院の手厚い医療から離れても、点滴しなくても、栄養をとらなくても、すぐに亡くなるわけじゃない。いや、むしろラクそうで、ラクな方が長く生きられる。それは、想像をはるかに超える現実でした。

近藤　なにも食べられなくなってからも、水が飲めたら人間けっこう生きていけるしね。

萬田　**自然の流れにのって枯れるようにやせていくのが、実はいちばん長生きできるし、苦しまないんですよね。**緩和ケアにタイミングよく移行した患者さんは、けっこう元気でいられる時間が長くなることが多くて、よく「こんなにもつとは」って主治医に驚かれます。

「そろそろかもしれない」と本当のことを伝えて、きちんとお別れを

萬田　もう長くはないことがわかっているのに家族が「お父さんは弱い人だから、本当のことを知ったらショックを受けてしまう」と、ウソを言い続けるのはよくないで

すよね。

患者はひたすら「大丈夫だから」「元気になるから」と言われて、最後までホンネのやりとりができないまま、意識が薄れていくんだから、つらいですよ。

近藤　ウソをつかれてる、ごまかされてるっていうことを、患者さんはたいていてい感じとっているものだしね。

萬田　死期が近いと知って患者がショックを受けるのは当たり前のこと。いや、本人はわかってます。それを「現実です！」と言われるのがつらい。当たり前です。それを支えてあげて、一緒に乗りきるのが家族の役割だと思います。

事故で死にそうな人には「大丈夫、ガンバレ」と励ますより、「あなたは死ぬと思う」と言った方が、穏やかな反応があるという、救急隊員の話を聞いたことがあります。がん終末期の告知も同じだと思います。僕は聞かれたら「そろそろかもしれませんね」と言います。するとたいてい「私もそう思ってました」って。

近藤　ただ「死にたくない、死にたくない」って最後まで言い続ける人もいますね。

萬田　死にたい人なんかいない。亡くなる直前まで死にたくない。でも、死なないようにがんばるのが、つらくなる時期がある。なにがつらいか、どのくらいまでつらさに耐えられるかは、人によって違います。

「死にたくないからがんばりたいけど、つらいからがんばりたくない」。どっちも本当の気持ちです。

近藤　虫の息の患者さんに「死なないで」って、取りすがって泣く家族もいますね。

萬田　緩和ケアが介入しても、亡くなる寸前まで「死にたくない」「死んじゃダメ」だけの本人、家族の場合は絶対につらいです。どこかで「しょうがない」と死を受け入れた本人・家族は、つらそうじゃない。死を受け入れて、そこではじめて次の世界が見えるんだろうと思っています。

僕らができるのは、本人・家族が「しょうがない」と思えるように、環境をととのえるお手伝いまでだなあ。薬だけで、つらくなくできるわけじゃないです。

第5章

がんの終末期をどう過ごすか

痛みはこわくない。医療用麻薬できちんと抑えて、旅行やゴルフを楽しめる

近藤　がんの終末期、というとみんないちばん恐れるのが「痛み」と「呼吸苦」だね。

萬田　どちらも、モルヒネなどの医療用麻薬でちゃんとコントロールできるんですけど、なかなか正しい知識が一般に伝わらないし、医者も使いこなせてる人が少ないです。

近藤　麻薬だから中毒になる、と思っている患者さんがいっぱいいるでしょう。頭がおかしくなるとか、廃人になるとか、だんだん効かなくなるとか。

萬田　講演の時によく「がんと医療用麻薬に関する質問」をするんです。①がん患者は必ず痛みが出る、②痛みがだんだん強くなって最期を迎える、③医療用麻薬は中毒になるから、なるべく少ない方がいい。

近藤　予備知識のないふつうの人は、全部マルと答えそう。

萬田　正解は全部バツなんですけどね。

近藤　**医療用麻薬は正しく使えば、中毒になったり命を縮めることのない、むしろ残された命を有効に使うためのすばらしい薬**です。

萬田さんの経験では、進行がんの患者で痛みの出る人の割合は、どのぐらい？

萬田　最後まで全く痛まない人は2割弱ぐらいかなあ。死ぬことがこわくない人や認知症の人は不安が少ないから、痛みも軽くて、薬を使うとしてもちょっとですみます。

近藤　手術や抗がん剤治療を受けなかった人は、痛むことが少ない印象がある。多くの痛みは治療の後遺症なんでしょう。放置しても相当痛むのは、たとえばがんが骨に転移したとき。そこでがんが大きくなると、骨膜を内部から押し広げて、膜に神経が通っているせいか、とにかくひどく痛い。

ただ、さっきも言ったけど、骨転移《こってんい》で死ぬことはないから。

萬田　そうなんです。**痛みが出るかどうか、その痛みが強いかどうかと余命は、意外なことに、関係ない。**骨転移だって、早期からこわがらずに医療用麻薬を上手に使えば、そんなに苦しむことはないです。

痛みと上手につきあっていければ、医療用麻薬を初期量の100倍使ってゴルフや旅行にも行けるし、1000倍に増やしてからも、何年も生きられます。

つらくなってから急に増量して、つらさと副作用のダブルパンチと闘うのではなく、**痛みを感じたら先手先手で増量していくことが大事**です。

がんの痛みがある人は、医療用麻薬で中毒にならないし、依存症状も出ない

近藤　主な副作用は眠気、吐き気、便秘ですね。

萬田　増量する時に副作用が出るけど、眠気や吐き気はしばらくすると慣れます。少しずつ副作用に慣れながら増やしていく感じです。

近藤　一気に増やすとひどい副作用がくるからね。

萬田　医療用麻薬の特徴は、「1日3回」みたいなふつうの薬の服用法と違って、痛みの強さに応じて何倍にも増やして使えること。

最初に副作用が出にくいことが大切だから、スタートの量はかなり少なく設定して、まずは副作用が出るかどうか試します。

近藤　がんの痛みがある人は、医療用麻薬で中毒にはならないし、依存症状も出ない

から安心。

萬田　ほとんどの人は、医療用麻薬を誤解しています。「最後の薬だからガマンすれば命を延ばせる」とか「使ったらおしまいになる」「最後の死の苦しみのために、医療用麻薬はギリギリまでとっておく」「中毒になって、自分が自分でなくなる」って……。

ギリギリまでガマンして使うから副作用が強く出て、中毒症状と誤解される。医療用麻薬は医師なら処方はできるけど、患者がこわがっていると上手に使えません。まず患者に医療用麻薬を信頼して、希望を抱いて、「上手に使って長生きしたい」と思ってもらうことが大事。

余命の限られた患者への、「鎮静」という名の安楽死

近藤　いまホスピスでは、「鎮静（セデーション）」がふつうに行われているでしょう。

萬田　余命の限られたがん患者が苦しんでいるとき、鎮静剤や麻酔薬で意識レベルを落として、そのまま永眠になる……。

近藤　これは、主治医が前もって本人・家族にきちんと説明しておかないとね。

萬田　本人に内緒で眠らせちゃうなんてことは、絶対にしたくないです。僕は、たとえば肺にがんがあったり、胸水がたまっていて、呼吸苦が増悪しそうな場合なんかに、本人・家族に前もってこう話します。

「これから呼吸がつらくなって、海でおぼれたときとよく似た状態になるかもしれません。ただ、海と違ってがんの最後は、残念ですが、どんなにがんばっても助からないんです。

すごく苦しくなったら、薬で意識を落とす『鎮静』という方法があります。深く眠って呼吸をがんばらなくなるから、酸素が不足して数時間から半日ぐらいで亡くなることが多い。

いざというとき鎮静を望むなら、まずお別れをきちんとしてください。そして本人が『眠りたい』と言って、ご家族の『いいよ』という同意を得ることを条件に、鎮静を行います」

そんなむごい話を？　と思われるけど、逆です。たいてい「安心しました」と言われる。

これで限界まで苦しみに耐えなくていいとホッとして、さらに**お別れと感謝も伝えあえると、むしろ気持ちが安定する**ようです。

近藤　僕も慶應病院の病棟長時代、乳がんで肺転移が急に進んで余命いくばくもない患者さん、Dさんに鎮静を行ったことがあります。

胸に水がたまって、息苦しそうで。「もっと苦しくなったら?」と聞かれたので、鎮静のことを伝えました。家族と話ができなくなり、亡くなるまで薬を使い続けることになると。Dさんは「うーん、私、いまはまだ我慢できるから、その薬は使いたくありません」と、その時はキッパリ言いました。

1週間後に、ナースから「Dさんが薬の使用を希望している」と連絡が入りました。病室に入ると家族・親戚が集まっていて、Dさんは鼻に酸素吸入用のチューブをつけて、呼吸はとても浅く速くなっていた。

苦しい息の下から「私、**もう疲れちゃった。眠りたい**。お世話になりました。先生、私、先生に出会えてよかった」と思いを伝えてくれて、僕も「よく決心したね。つらかっただろうね。君は立派な患者だったよ。さようなら」と言って手を握ることができた。

睡眠薬の点滴を始めて数日後に、Dさんは亡くなりました。

萬田　僕らが鎮静をするのは、年に数例です。きちんと説明して、親子でお別れ、感謝を伝えられると、鎮静の必要がなくなることの方が多いです。

ホスピスの怪談。あの病院に入ると、ふつうに歩けた患者もすぐ死ぬ……

萬田　最近、テレビ番組で「在宅で亡くなる患者の7人に1人が鎮静を受けている」というデータを紹介していて、驚いたんですけど。

近藤　イージーな鎮静の話もよく聞きます。患者・家族にちゃんと説明したり、同意をとったりしないで、医師が一方的に家族に「お苦しみなので、これから強いお薬を使います。目がさめなくなるのでお別れを」と言って、右から左に。

萬田　その番組も、鎮静に積極的な雰囲気でした。

近藤　日本を代表するホスピスのレポートを見たら、**「遺族の6割以上が、患者が鎮静を受けて亡くなったと考えている」**という結果が出ていて、そのうち25％は「強い精神的苦痛を感じた」と。

理由としては「鎮静後に苦痛が十分緩和されなかった」「情報提供が不十分だった」「鎮静が命を縮めると感じた」「鎮静以外に苦痛を緩和する手段が他にあると感じた」などが挙がっていました。

ホスピスの草分けの病院がそうなんだから、ほかは推して知るべしで。

萬田　こわい話ですね。僕らは少なくとも、痛みのコントロールで鎮静することはないなあ。

近藤　つい最近も、僕のところに相談にみえて、まだまだ生きられる状態だった患者さんが、キリスト教系のホスピスに入ってあっけなく亡くなったケースがあって。

胃の大彎《だいわん》（ふくらんで湾曲した部分）にがんが見つかった82歳の患者さん。少し腹水がたまって「末期」と診断されたものの、食欲もあり、ふつうに歩けました。手術も抗がん剤治療も断っていて、僕は「大彎のがんは、かなり大きくなっても食事がとれるから、腹水をうまくコントロールしていけば、すぐ死ぬことはありませんよ」と伝えました。

でも、呼吸が少し苦しくなったので本人が不安になって、早めにホスピスに入ったたらすぐに、酸素吸入や点滴のチューブをつけられた。入院の数日前に、レストランのコース料理を完食できたのに、入院翌日に友人がお見舞いに行ったら、トイレに行くにも車椅子で介助が必要な「寝たきり」状態になっていたそうです。それから一気に衰弱して、1週間ぐらいで亡くなってしまったと。
昔から「あのホスピスに入ると患者がすぐ死ぬ」とうわさされる施設がいくつかあって、この問題は闇が深いです。

日本人の2人に1人はがんになるのに「まさか私が」

近藤　よく患者さんが「まさか私ががんになるとは」って嘆くでしょう。日本人の2人に1人はがんになるのに、なんで「まさか」と思うのかなあ。
もっともその多くは、受けない方がいい検診を受けて、見つけなくていいものを見つけて驚いているんだけど。

萬田　「体にいいことは全部やってきたから」「いままで大病したことがないから」、自分は重い病気になるはずがないと信じている人は、本当に多いです。

近藤　そうそう。「私は早起きして、無添加のものを食べて、よく歩いてきたのに、なぜがんに？」って聞かれると、僕は「がんは遺伝子が突然変異して育ってくる。空気中の物質や紫外線で変異することもあるから、生きて息をしてること自体が、がんのリスクになるんですよ」と答えています。

萬田　しかも、**大病も死も、いきなりやってきます**。地震や噴火が、いままでいくら安定していても突然くるのと同じで。

近藤　でも、自分にくるのはもっと先だと、みんな思いたいんだよね。

萬田　地震は１００年以上こないことがあるけど、病気や死は１００％、近い将来にくる。

「この前まで元気だったのに」「急に」と、みんなありえないことのように驚いてるけど、急にくるのがふつうです。

近藤　年老いた親のことも「まだまだ大丈夫」って。

萬田　大病したり死んだりするのはみんないやだから、いくつになっても「いざという時」「万一のことがあっては」って、めったにないことにしておきたいんですね。

近藤　少なくとも還暦を迎えたら、自分の最期を「いつきてもおかしくない」と考えて、がんになる覚悟もして、おおまかな知識も持っておかないとね。
　僕は60歳になった時に遺書と「倒れても救急車を呼ぶな、延命処置をするな」というリビングウイル（事前意思表示書）を書いて、家族に渡しました。

萬田　逃げてもつらくなるだけだから、「死ぬのはしょうがないこと」と受け入れて、「その日がくるまで楽しく生きよう」と思っている人たちは、がんになっても明るく生きてます。そういう人もちゃんといますよね。

近藤　ラテン語の「死を意識せよ（メメント・モリ）」と対になった「今日を楽しめ（カルペ・ディエム）」という教えがあるよね。**死は必ず訪れる。だからこそ今日を、いまを充実させなさい、と。**

「早くお迎えがきてほしい」高齢者を、どこまで治療するか

萬田　いまの日本では、平均寿命を超えて90歳まで生きてようやく、「長生きできてよかった」と言ってもらえる。他人からも、自分自身でも、ほとんど生きた年数でし

か人生が評価されてない感じです。
いままでどんな人生を送ってきたかとか、満足しているかとか、身近な人とゆっくり話すことはあまりなくて。

近藤　老いを知らない世代や医者は「命が延びるほど幸せ」としか考えられないところもあるのかな。
でも、ご老人はよく「早くお迎えがきてほしい」って言う。

萬田　高齢になると年々、心身ともに自由がきかなくなっていくから、たいていどこかで**「死にたくはない。でも生きていくのがつらい」と感じる時期がくる**んですね。

近藤　お釈迦様だって80歳で亡くなる時「私もすっかり年をとって、体はポンコツ車のようにガタガタだ。疲れた」って弟子にこぼしたんだから、しんどくなる。

近藤　子どもたちに迷惑をかけたくない、というのも大きいでしょう。

萬田　本人の望みは「1日でも長く」ではなく、「死にたくない。けど、介護されてまで生きたくないし、つらいのはイヤ」なんです。

近藤　そういう人たちを、どこまで治療するか。
末期がんなどで心肺が止まった患者を救急隊員が運ぶとき「身内が人工呼吸などの

延命処置を望まなかったらどうするか」という、基準づくりが始まっていますね。

萬田　高齢者への延命治療は、難しい問題です。医師も看護師も、気持ちとしてはむやみな延命治療はしたくない。

しかし中小病院にとって、治療費をとれる患者、寝たきりで手のかからない患者はいい収入源で大歓迎、という現実もあります。

徹底的に、本人が好きなように最後の日々を

萬田　近藤先生と同じく、僕も「ジジイになっても認知症になっても自由に、自分の好きなように生きたい」という思いがすごく強いです。

体のためにと、ああせい、こうせい言われたくない。

近藤　そのとおり！（笑）。

萬田　だから自分でも、目の前の患者さんが、好きなように生きることを徹底的に支援します。それは、こちらが勧めるどんな治療やケアより強い基本方針。

たとえば、状態が悪いとふつうはお風呂に入れませんが、本人が望むなら訪問入浴

を使って入れてあげる。みんな「ごくらく、ごくらく」と言って喜びます。

死を目の前にした人が好きに生きるためには、家族が言いたいことを我慢しなければならないときもある。その家族も支えます。

近藤　検査はするの？

萬田　腫瘍マーカーやＣＴなどの検査も、採血もしません。最初とまどっていた患者さんも、検査の結果に一喜一憂していたことにそのうち気づいて「ストレスがなくていいですねー」って。

検査でわかることはわずかです。治療の成果を見る指標にはなりますが、**命の長さや苦しさの指標にはなりません**から。本人の感じる症状に、徹底的に向き合うだけです。

近藤　前立腺がんのＰＳＡ検査の数値なんかも、まったくあてにならないしね。

萬田　逆に、本人がなにかの療法に懸けたくてお金があるなら、エビデンスがあるとかないとかに関係なく、なんでもやったらいいと僕は思います。代替療法をしてる患者さんもけっこういます。

「よくなってます詐欺」に大金を払い続けて亡くなる

萬田　ちまたの免疫療法の手口を、僕は「よくなってます詐欺」と呼んでいるんですけど。

近藤　うまい（笑）。

萬田　一般市民は、がんのことをよく知りませんからね。実は治らないとか、明らかに死が迫っていても、がんの一部分や、血液データの数字だけを医者から見せられて「よくなってますよ」と言われると、信じてしまいます。

近藤　免疫療法はたいてい抗がん剤と一緒にやるから効き目はわからないし、画像は撮り方でどうにでもなる。大手の免疫療法クリニックが、まったく違う部位の「治療前」「治療後」の写真を並べて「当院の免疫療法でがんが消滅」って、ＰＲしてたよ。

萬田　マスコミもちゃんと追及しませんよね。免疫療法クリニックで、本当のがんが治った患者はいないのに。

近藤　むしろ片棒をかついでいる感じ。あるテレビ番組で「がんワクチンで、すい臓がんの肝転移が消えた」と言ってる画像を見たら、転移なんかじゃない、ただの感染病変でした。

萬田　検査数値も「よくなってます詐欺」に、便利に使われて。

近藤　腫瘍マーカーの数値も、前立腺がんの血液検査のPSA値も、よく上下するから。

萬田　よくなってたはずなのに「急に数値が悪くなった」と言われて、あわててまた治療をして、莫大なお金を払い続けながら亡くなっていく患者が、いったいどれだけいることか。

近藤　僕がいま相談を受けている人は、老後資金3000万円以上をありったけ免疫療法につぎこんでから「これはおかしい」と気がついた。それでクリニックを訴えるって言うんだけど、払いこんでしまったら、お金はまず戻ってこない。

萬田　**お金持ちは5000万円コース、そうじゃない人は2000万円コース**って、貧富の差をつけてる免疫療法クリニックのうわさも聞きました。

近藤　欧米では、まちなかで免疫療法なんてやったら詐欺罪でつかまって、医師免許を剥奪されるのに、日本の医療界は本当にムチャクチャ。

萬田　でも、「よくなってます」という言葉に大金を払うことで、死の恐怖から逃れようとする患者さんや家族もいるので、僕は、お金があって受けたいならご自由に、と思っています。

枯れて逝くのがいちばんラク。終末期は「点滴と別れる」決心を

近藤　自然に任せてると、人は死に近づくにつれて、だんだん食が細って、水も飲まなくなって、やせていくよね。

萬田　そのまま枯れるように逝くのが、いちばんラクなんだけど。

近藤　ところが実際に枯れてくると、日本人は、家族がすごく心配する。北欧では「人は食べられなくなったらそこで終わり」と考えられているから、死にゆく人に無理やり食べさせると「虐待」になるんだけど。

萬田　日本では「がんで死ぬのならしょうがないけど、食べられなくなって死なせるのはかわいそう。これでは餓死です」って。

近藤　健康な人が、飲まず食わずで死ぬのは悲惨。でも体が衰弱しきって**「食べようと思っても無理」になったら、餓死がいちばん楽に、自然に逝けること**を、もっと広めたいね。

萬田　でも、家族はやっぱり見てられなくて。

近藤　おかゆをスプーンで一生懸命、口に流しこんだりして、それも受けつけなくなると「なんでもいいから栄養を」って、たいてい点滴を希望する。500ミリリットルの点滴でとれる栄養は、ほんのわずかなのに。

萬田　それでいて点滴の水分が、やせ衰えた体には大きな負担になります。

近藤　終末期になったら、患者も家族もまず「点滴と別れる」決心をしなくちゃね。

がんの末期には、体が水分をうまく取りこめなくなる

近藤　がんの末期には、体が水分をうまく取りこめなくなっているから、強制的に水分を入れると、体内の細胞に水がどんどんたまってしまう。

萬田　そのむくみが肺にも及んで「水浸し」になると、陸でおぼれるのと同じ、すごい呼吸困難に苦しまなくちゃいけない。痰も増えます。

近藤　一方、水分をとらないと腎機能が落ちて尿毒症（毒素が体内にたまる）になるけど、こちらは苦しみはなく頭がぼんやりしたり、ウトウトと眠る時間が増えて、やがてお迎えがきます。

萬田　それも「おしっこが出ないと死んでしまう！」と家族が治療を求めることが多いですよね。

元気がなくなり、動かなくなり、食べなくなり、眠っているばかりになり、呼吸する筋肉も衰えて息をひきとる。これは餓死ではなく、人間、誰もが通る「苦しまずに亡くなる正当な道」なんだけど、日本では回り道させられます。

近藤　せっかく家に戻ったのに、点滴でむくんで苦しませることにならないようにしないと。

萬田　日本では「そう簡単に死なせないぞ！」という力が四方八方から働いて、ラクには死ねない仕組みになっています。

生かされている人は肺炎になる

萬田　生かされている人は肺炎になる、っていうのも、僕の持論なんです。

近藤　それは鋭い。

萬田　意識がもうろうとしていても、寝たきりでも、本能で最低限の呼吸は続けられます。でも、呼吸も筋力。歩かなければ筋肉が落ち、歩けなくなるように、安静のままだと呼吸する筋力が衰えてくる。すると痰を出せなくなる。息を大きく吸えない、吐けない呼吸筋の状態では「排痰《はいたん》」ができないんです。そうやって呼吸が止まり、心臓が止まる。

近藤　一方で**点滴していたりすると、水分過剰で痰が増え、ますます呼吸がしにくくなる**。

萬田　十分に空気が吸えなくなると、酸素もしっかり取りこめなくなり、心臓もよく動けなくなります。肺は勝手に膨らんだり縮んだりしてるんじゃなく、胸郭が広がれば肺も広がり、胸郭が縮まれば肺が縮む。

近藤　胸郭の筋力で肺が動いていることに気づいていない医者も多いです。

萬田　**その胸郭筋が衰えると、肺がちゃんと動けなくなり、痰がたまって肺炎になるわけです。**入院安静は胸郭筋を衰えさせ、肺炎にする近道。肺炎にならずに亡くなるのが正道なんだけど、それは日本の医学では邪道です。

救える命は救わなければと、点滴や胃ろうで肺炎になりやすくしたり、無理やり食べさせて肺炎にして、その治療を手厚くするのがいまの日本の医学の正道。まるで、肺炎にならずに死なせるなんてかわいそうだと考えてるようです。

僕らの患者さんは、肺炎にはなりません。

最後までオムツ生活にならない方法、教えます

近藤　家にいた方が、寝たきりにならないで逝ける可能性も高くなるよね。病院は至れり尽くせりで、ちょっと足もとがフラつくとすぐ車椅子にのせられるから、1週間も入院していると高齢者はたいてい歩けなくなって、オムツをされてしまう。

萬田　僕は、最後までオムツにならない方法を知ってます。患者さんに教わったんで

す。

「どうしてもオムツをしたくない」という患者さんに家族が「いいよ」と応えてあげると、足がマヒしてない限り、ヨレヨレになりながらも、がんばって歩く。そして最後まで自分でトイレに行けるんです。

近藤　ふつうは医者も家族もすぐ「転んでケガするから寝てなさい。オムツにしましょう」って言うでしょう。

萬田　患者さんに「あれもダメ、これもダメ」って言うのは、「生きるのをあきらめろ」「早く死ね」と言うのと同じだと僕は思ってます。

近藤　筋肉も脳も、使わないとすぐ衰えるから。

萬田　そうそう、**使わないと、使えなくなっちゃう**。タンスにしがみついてでも這ってでも、とにかく自力で行けばオムツ生活にはならない。努力すれば、ピンピンコロリはかなうんです。僕自身も、最後に下のお世話をされるイメージはないです。

近藤　僕も、いままでちゃんと自分で生きてきたのに、最後のところで誰かにお世話されるのは不本意。這ってでもトイレに行きますよ。それが動物の本能だよね。

イモが食いたい一心で
余命1週間からよみがえり、何年も生き続ける

萬田　ある100歳近い軽い認知症のおばあちゃんは、数年前に足の付け根の骨がポッキリ折れて、おまけに「飲みこむ」機能もマヒ。病院の嚥下《えんげ》機能検査の結果は「飲み食い不可」でした。誤嚥《ごえん》性肺炎をおこして高熱が出て、本人が「もう十分生きた。治療はイヤ」と言うので家族・親類が集まって涙のお別れをしたんです。

近藤　そのまま飲まず食わずだと、1週間ぐらいで亡くなる状態だね。

萬田　そう、余命1週間と言われていました。

本人が「家に帰りたい」と言って、家族は「1分1秒でも長くがんばってもらうように努力するのが子どもの役割では」とひと晩悩んだ末に、看取り目的で連れ帰ったら、おばあちゃんが今度は「腹が減った。イモが食いたい」って言い出したんです。

近藤　イモ！

萬田　病院では「食べさせたら誤嚥性肺炎をおこして死ぬ」と言われてたけど、僕は

「ばあちゃんの望みをかなえるために帰ってきたんだから、亡くなることをこわがらないで少しずつ食べさせてあげたらどうですか?」って家族に提案しました。

まずスポンジに水を含ませて吸わせたら、ゴクンと水を飲んでニカッとしてね。そのあと家族が、イモや、湿らせたカステラや、アイスクリームを少しずつ、あせらないで食べさせたら、あっという間に元気になっちゃった。死ぬ予定だったのに。

近藤 **「絶対こうしたい」という人間の意志は、すごいなあ。**

萬田 おばあちゃんは半年したら立てるようになって、その後何年も、まだ生きてますよ。

近藤 すばらしい。本人の意志を尊重した家族がえらかったねえ。

終わりよければすべてよし。「いい人生だったね」と祝福しよう

萬田 家族の「1分1秒でも長く、どんな状態でもいいから生きてててほしい」という願いの先は、誰も幸せにならないですよね。

患者とスタッフがどんなにがんばって、寿命が延びても「もっともっと」と家族は満足しないし、最後は亡くなるから、評価されないし。

近藤 患者本人はラクに逝きたいのに家族が許さない、という話を、セカンドオピニオンのときにもしょっちゅう聞きます。

萬田 日本では最後の最後まで「弱気になっちゃダメだ、もっとがんばれ」って言われながら意識がなくなって、息をひきとらなきゃいけない。「死なないこと」を目的にすると、人は100％死ぬから人生は敗北に終わります。家族の希望で、患者の人生は失敗に終わるんです。

近藤 死んでからも「残念」「早すぎた」って、お悔みばかり言われて、いやだよねえ。**僕は「充実した一生だった。よくがんばった」って、ほめてもらいたいよ。**

萬田 僕も僕も（笑）。生まれた時「おめでとう」と言われるように、亡くなった時も「いい人生だったね。おめでとう」と祝福したいし、されたいです。

近藤 終わりよければすべてよし。人生も残念な最後じゃなく、ハッピーエンドでないとね。

萬田 「死なないこと」ではなく**「最後まで自分らしく目いっぱい生き抜く」ことを**

目標にすると、人生はハッピーエンドになります。

近藤　そのためには、誰になにを言われてもわが道を行くワガママさも必要ですね。

萬田　「がんを治療しないでほっときたい」という願いがかなった人は、自分の好きなように生きられる人だから、それだけでも幸せそうです。亡くなる時もつらそうじゃないし。

人生最大の親孝行「ありがとう」をはやらせよう

萬田　がんを告知されてからの余命は人によって違うけど、亡くなることを本人と家族が受け止められれば、人生をふり返れるし、思いや感謝を伝えあうこともできます。

僕はずっと前から**「生まれてきてくれてありがとうなら、亡くなるときにもありがとうと言おう」**と呼びかけているんです。

近藤　萬田さんの本を読んだ知人が、それを心にとめていてね。母親が胃がんであぶなくなった時、意を決して「お母さん、生んでくれてありがとう」って言ったら、苦しい息の下から「こっちこそありがとうよ。いい子ができたもんだ」って。それが会話らしい会話の最後だったそうです。

萬田　「自分を生んで、育ててくれてありがとう。おかげさまでなんとかいい人生歩めてます」。そういう話ができている子どもは、親が亡くなってもハレバレしていますよ。

近藤　確かに、「あのやりとりは、一生の宝物」って言ってました。

萬田　親にちゃんと感謝を伝えることができて、最後に喜んでもらえたら最高ですよね。泣きながらじゃないと親に言えない。そして伝えてみて「これが親孝行ってやつだ」とわかったと、みんな言います。

お嫁さんが「おばあちゃん、よい息子さんを生んでくれて、私にくれてありがとう」って言ったら、息も絶えだえのおばあちゃんの顔がぱあっと明るくなって「あれあれ〜」って叫んだとか、いい話をいろいろ聞かせてもらっています。

近藤　これはどんどん伝染するみたいね。僕の知人から話を聞いた人も、父親が危篤になった時「お父さん、いろいろ苦労があって、大変だったのに、わたしを育ててくれてありがとう」と言えたそうです。

問題の多いお父さんでうらみもあったけど、思いきって「ありがとう」と言った瞬間、心のドロドロが全部消えてキラキラした光に包まれた気がしたと、すごく感謝していたそうですよ。

萬田 はやってほしいなあ。「本当の親孝行」に気づいてほしいなあ。**子どもからの「ありがとう」は、人生最大のプレゼント**なんですよね。

死ぬ時「幸せな人生だった」と感じられるかが、最終結論

萬田 つい数日前にも、娘たちに「お父さんありがとう。大好きだよ」って言われて、その日から急に英語を話し始めた患者さんがいましたよ。「もう死んじゃうけどよろしく。オレはラッキーボーイだ。シーユー（また会おう）」って。

よほどうれしかったんだと思います。とても幸せそうに逝ったそうです。

近藤 それはタイミングもよかった。

萬田 そうですね。ありがとうはよく封印されるんです。うちの親は生きたがっている。だから、ありがとうなんて言えない。あきらめるみたいでかわいそうって言って

るうちに、親が意識不明になっちゃう。「ありがとう」って、ギリギリでは言えないんですよ。

意識があるうちに言ってもらえなかった親は、とってもかわいそう。元気なうちに言われないと意味ないのに、**現実は骨にならないと言ってもらえません。**

近藤　「たとえ人生の99％が不幸でも、最後の1％が幸せならば、その人の人生は幸せなものに変わる」っていう、マザー・テレサの言葉があったなあ。

萬田　多くの患者さんの最終章を見ていると、死ぬ時に「幸せな人生だった」と感じられるかどうかが最終結論のように、僕には見えます。自分の人生も、そこを目ざしています。

別れはいつも「こんなに早いと思わなかった」

萬田　患者さんの病気がどんなにゆっくり進んでも、亡くなると家族は「こんなに早いと思わなかった」って言います。

近藤　確かに、その言葉はよく聞くなあ。

萬田　おかしなことがおきたわけじゃないのにみんな驚くのは、「死はふつうそうやってくるものだと、想像もしていなかった」ということです。

お迎えが近い患者さんの家族が「わたし母のこと死なせたくないんです。どうしてもあきらめられない。なんとかしてほしい」っていうのも多いです。

近藤　ああ、僕のところにも姉妹でみえて「父は全身にがんが転移してもう自分で食べられない。でも、ぜったいに死んでほしくない」とか。女性に多いですね。

萬田　僕は「みんなあきらめられないですよ。あきらめなくていいんじゃないですか。あなたの気持ちを誰かにいっぱい話してみたらどうですか。お母さんともホンネで心ゆくまでお話しした方がいいでしょう」と答えるんです。

近藤　**がんは、お別れまでに時間の猶予がある**から。

萬田　事故とか心血管障害に比べたら、恵まれていますよね。でも十分に時間があっても、家族はなかなか本人に感謝を伝えたり、ちゃんとお別れを言ったりしない。さっきも言ったけど、ちゃんとお別れしてもらえない本人がかわいそうです。これこそ親不孝。

近藤　備えあれば憂いなし、って看取りにも言えるなあ。

萬田　僕はいつも家族に「まず、患者さんがいつ亡くなってもあわてないように、きちんと準備しましょう。それをした上で、少しでも長生きしてもらう準備と計画を、一緒に立てましょう」って言うんですけど。

近藤　なかなか準備に取りかかれない家族も多いでしょう。

萬田　つけ加えて「死はまだ遠いと思っているあなたにとっても、実は同じなんですよって。

近藤　『徒然草の』「死期《しご》は序《ついで》を待たず」だね。**臨終に順番はなく、誰が先に逝くかわからない**。死は前からくるとは限らず、背中に忍び寄っていて、不意打ちされるっていう。

萬田　「明日で人生おしまい」の準備をととのえて、はじめて人は自由になり、好きなように生きられる……と、古今東西の賢人が言ってますよね。

　それができない人は、どんなすばらしい医療を受けても、人生の最終章がつらくなると思います。

死にそうになってから「あれもしたい、これもしたかった」では遅い

近藤 萬田さんは、人間はどうして「死にたくない」「死ぬのがこわい」んだと思う?

萬田 いろいろな死に立ちあって、僕がこうじゃないかなと思う「死ぬのがイヤ」な理由は、おおまかに、①やり残したことがある、②未来が見たい、③死ぬ時の苦しみがこわい。

近藤 「やり残したことがある」と思わなくていいように、まず元気な間は毎日をよく生きて、やりたいことを最優先でやっていくことが大事ですね。

萬田 死にそうになってから「あれもしたい、これもしたい」では遅いですよね。今回ノベル(P175)で、自分の死にぎわを具体的に書いてみて、「そうか、自分がいなくても『いっぽ』の仕事は回るんだ」とわかって、じゃあ「自分でないとできないこと」ってなんだろうって、改めて真剣に考え始めました。

近藤　自分が本当にやりたいことはなにか、って一生のテーマだなあ。死の恐怖に戻ると、たとえばクリスチャンが天国を信じるように「死後の世界」を信じられると、死はこわくないって言いますよね。

萬田　ある患者さんが、自宅の2階に、うれしそうに僕を案内してくれたんです。そこは「新興宗教部屋」で立派な祭壇があって、どれだけお金をつぎこんだのって感じだったけど、その人の顔が本当に晴れやかで。新興宗教も、そういう意味では悪くないなと思いました。

近藤　どういう方法でも、「死んでも自分は無にはならない」と思えると、気がラクになるのかもしれないね。

僕は「千の風になって」みたいな、体は消えても命のエネルギーは残って、大切な人を見守りながら、風になり、雲になり、雨や雪になって循環し続けるイメージが好きだな。

「世界一ラクながん治療」で、死の苦しみからも解放される

萬田　死の苦しみは「世界一ラクながん治療」なら心配ないですよね。
　僕は終末期を自宅で過ごせる患者さんに「あなたは家族に、自分の好きなように生きさせてもらえている。そういうかたには、死の苦しみはないことを請け合います。僕らがついているから、なおさら大丈夫」って言うんです。するととっても安心するようです。

近藤　**がんによる安らかな死って、夜に眠りにつくのと同じ**だと思うんです。
　どちらもスーッと、自分で気づかないまま意識がなくなる。違うのは、死んだあとは目ざめないという一点。

萬田　確かに「意識を失う」という意味では、死も眠りも変わらない。

近藤　そこで「目ざめないのはイヤだ」と言うとふりだしに戻るから、「目ざめない日がくるのはみんな一緒。仕方ない」と腹をくくって、死のプロセスは眠ることと同

じと心得たら、死を受け入れやすくなるかもしれないね。

萬田　死の苦しみって、肉体の苦痛は1割ぐらいで、あとの9割は心の痛みや恐怖からくるんだと思うんです。

近藤　「世界一ラクながん治療」は身も心もラクだから、死の苦しみから解放される治療でもありますね。

萬田　みんなの人生の最終章が、人生でもっとも幸せな時間になるように、「世界一ラクながん」の輪を広げましょう。

世界一ラクがんノベル

萬田緑平、胃がんに死す。享年58

なんか胃の具合がヘンだ。すぐお腹いっぱいになる。気づいたのは58歳の誕生日を迎えた6月。空腹時に胃が少しキリキリするので、胃酸を抑える薬を飲み始める。こんなことは初めてだ。妻に「胃がおかしい。がんか胃炎かな」と伝えた。

1か月たった。ずっと胃がヘンだ。素人《しろうと》だったら気づかないだろうけど、こう症状が続くのはあやしい。妻に「やっぱり胃がんだと思う」と言うと、びっくりしなかった。「そうなんだ。『いつ、がんになるかわかんねえから目いっぱい生きる』ってよく言ってたけど、そういう人に限って、長生きするはずだったよね?」。

くっついてくる妻を抱きしめる。夏なのに、心がしんとして寒い。

2か月たった。さらに食欲が落ち、心窩部《しんか》（みぞおち）の違和感が増している。

3か月たった。体重500グラム落とすのもメチャキツかったのに、この

1か月で自然に1キロ落ちて、ベスト体重59キロ。体は軽く、サッカーの試合でいままでより走れる。

がんのある場所が光るPET-CT検査を受けたら、見事に胃が光っていた。これで確定診断としよう。内視鏡も病理検査もいらない。

これから食えなくなり、痛みもくるだろう。がん性腹膜炎はくるか。進行は、この3か月を見るとふつうよりちょい遅め。余命数か月から1年くらいか。

さすがオレ、よくがんに気づいた。人生もうじき終わる。後悔はないか。まだ体の不調はほぼないから、なんでもできる。これから人生のラストスパートだ。さあ、最終章をどう構成しよう。

妻と娘に「胃がん」という結果を伝えた。「いっぽ」の同僚医師に主治医になってもらい、医療用麻薬を処方してもらった。

この胃の違和感はいつか痛みに変わる。この段階からオプソ（モルヒネの液剤。即効性がある）を、半量から使ってみよう。デュロテップパッチ（モルヒネと同じ医療用麻薬フェンタニルの貼り薬。1回で効果が72時間続く）も半分、いや1／4くらいから始めて体を慣らそう。

想像以上に違和感が消え、副作用ゼロ。患者さんも超早期から、痛みがあったらすぐ医療用麻薬を開始できたら、こんなにラクなのに。

仕事は癒《いや》しだからやめない。あとは自転車、バイクのツーリング、最後の赤城《あかぎ》山ヒルクライム（山頂まで駆け上がるタイムを競う）やサッカーシニアリーグ、お別れゴルフ三昧……　どれも、しなくても悔いはないな。死ぬまでの本を書くのもありきたりだし。

ちょっと寂しくなった。なんでもできる時間とお金と体力があるのに、やりたいことやりすぎて、新たにやりたいことがない！

違和感に気づいて半年、ＰＥＴ-ＣＴ診断から3か月。最後のスキーの季節、12月に入った。
医療用麻薬の量を少し増やし、痛みなどの症状は完璧にコントロール。よかった。プロとして自分が苦しむのはカッコ悪いもん。体重は半年で4キロ減、体脂肪率6％。これ以上やせてまわりに気遣われないよう、そろそろ脂肪を多めにとろう。

仕事はふつうに続けて、当番を減らしてもらう。毎冬5～10回行くスキーの回数が倍増。脚力はむしろつき、体が軽くなったせいかスキーは上達、自転車はタイムがアップ、ゴルフも初めて70台。スポーツするにはベストコンディション。いままで努力しても、ここまで体をしぼれなかった。期間限定だけど、いいこともあるなあ。

3月。体重は6キロ落ちて54キロ。麻薬を増量してデュロテップパッチが8・4ミリグラム、アブストラル舌下錠（フェンタニルの粘膜吸収剤。効きめが速い）200マイクログラムを時々。苦労は便秘。マグラックス（便の水分量を多くする便秘薬）を使い、便が硬くならないように気を配る。

筋力はキープできてるけど、貧血気味なのか、心肺機能の低下を感じる。

妻との往復１２０キロの軽井沢自転車ランチ、あと何回行けるか。

やせたから、いろんな人に「大丈夫？」、妻にも「無理しないで」と言われる。気を遣われるのがこれほどうっとうしいとは。当事者になってはじめてわかった。


年度末。「いっぽ」はオレがいなくても回る体制になり、仕事しなくてもよくなった。仕事がない……「自分がもう必要とされていない」のは、かなりつらい。退職者の心の痛みも、子どもが巣立った主婦のむなしさも、いま、ようやくわかった。

4月1日。軽井沢へ自転車ランチ。体重52キロ。初めて軽井沢ツーリングした時みたいなしんどさ。これもラストだ。意欲もつるべ落とし。人生で初めて、家でのんびりしている。まったくうれしくない。充実感もない。人間、ないものねだりなんだなあ。

4月20日。犬の散歩だけして、食事はほんのわずか。薬はデュロテップパッチ12・6ミリグラム、アブストラル舌下錠200マイクログラムを1日数回だけ。

4月25日。散歩もおっくうになり、行かなくなった。シンプルでいいんだ。介護保険もケアマネも、うまくいけば訪問診療も訪問看護も必要なく逝けそう。計画どおりだ。


連休に入る。1週間なにも食べていない。口が乾くと少量の氷水。さすがにふらふら。体重は45キロくらいか。麻薬を使っても、やせたお尻と背中は痛い。

5月3日。トイレが一苦労。朝晩の寝室とリビングの「往復旅行」にも、妻に椅子を持ってついてもらう。貧血のせいか心臓がバクバクして、わずかずつしか動けない。途中の椅子で眠ることもある。患者にアドバイスしてきたことを自分で実践し、確認している。

水だけ飲んで、1日1日、萬田緑平が枯れていく。うとうとしてばかり。もうそろそろ、目がさめなくなるかな。

意識も、徹夜続きの時のように朦朧《もうろう》。娘と妻には十分さよならをしてきたけど、そろそろ最後のさよならを言っておかないと。

「もう、ちゃんとしてるのは無理みたい。ありがとね。幸せになるんだぞ」

妻とはめったにケンカしないし、感情をむき出しにすることもないから、お互いの涙をほとんど見たことがない。娘ともそう。

それが最近は、話をすれば涙、涙。3人とも一生分泣いただろう。「涙も枯れた」なんて話も聞くが、こんなに脱水なのに、いま、また涙が止まらない。

このソファが最後のベッド？　これからのおしっこはオムツ？　そんな心配はいいや。家族が困っても1日前後だろう。訪問診療ナシでいけるか？

もうどうでもいい。あとは好きにして。

「『もうじきだ』って、『いっぽ』に連絡しておいて」

トイレ。これが最後か。そろりそろりと、なんとか自力で用を足した。

眠い。次に目がさめても、イエス、ノーを伝えられるかどうか。これで息が止まるわけじゃないけど、オレの意識としてはたぶん最後。オレにとっての、死ぬ瞬間だ。妻と娘の手を握る。これでいいんだ。これで十分。

いろんな人と、天国で会う約束したなあ。亡くなった患者さんの顔が次々に浮かぶ。「いっぽ」の小笠原院長や、「迎えにくるからね」と言ってくれた人たち、これから来てくれるのかな。本当に天国はあるのかなあ。娘と、妻と、また、会えるのかなあ……。

半日後。

「呼吸が止まりました」と

「いっぽ」に連絡が入った。

［完］

近藤誠、肝臓がんに死す。享年74

妻が、「法事のついでにいろいろ用事をすませて、今回は10日ぐらい岡山にいるつもり」と言った時、僕はいつものように「ゆっくり楽しんできて」と答えた。

妻の趣味は、ロングドライブ。70歳を過ぎたいまもツーリングワゴンを駆って、東京と故郷・岡山を、しょっちゅう行き来している。

道がすいてるうちに、と朝3時過ぎに出かける妻の肩を軽く抱いて、大マジメに「いままでどうもありがとう」と言った。

妻は「なにか隠してない？　電話で教えてね。ボビーをよろしく」と、じっと僕の目を見て、出ていった。

僕の日課は、毎朝3時に起きて、愛犬ボビーと散歩すること。ボビーは、妻の妹が8年前に亡くなる少し前、うちに連れてきた忘れ形見のボストンテリアだ。

夜明け前の暗い神田川沿いを歩きながら、つぶやいた。

「ねえボビー、もう散歩できなくなりそうなんだ。誰にも言ってないんだけど、半年前から肝臓にかたい大きなしこりがあってね。ついにきのう、白い便が出た。がんで死にかけてるサインなんだ。もうすぐ黄疸《おうだん》で目が黄色くなって、歩けなくなって、お別れしなくちゃ」

声に出したら頭の中がまっ白になり、立っていられない。道に倒れこむと、ドッと涙が噴き上げてきた。

死にたくない。まだ死にたくない。ボビー、ずっとこうしてキミと散歩したいよ。

ボビーは僕の涙にはおかまいなしで、リードをぐいぐい引っ張って道端の茂みに向かおうとする。

しかたなく這っていくと「ミャーーー」。目の前に、三毛猫の赤ちゃんがいた。まだヨタヨタしているから、生後1か月くらいか。

ボビーは子ネコの右の耳をペロペロなめている。傷があるようだ。

その瞬間ピタっと涙が止まり、「花」という名前が頭に浮かんだ。

花は咲く。死んじゃだめだよ。僕の分も、生きのびて。

左手に花を抱え、右手にリードを持って、僕はうちに向かって歩き出した。

花とボビーと僕の暮らしが始まった。ネコと犬、両方を飼うのが、長い間の夢だった。

花に離乳食を食べさせ、抱っこして、頬ずりして、「高い高い」して……まさにネコかわいがり。僕が席を立つと、花はボビーにぴょんぴょん飛びついたり、追いかけっこにつきあわせたり、ボビーを家来にしてゴキゲンだ。

寝る時は「川の字」になる。右肩にボビー。左のワキ腹に花。夜中に目ざめて死の足音に震える時、命のぬくもりが、どんなにありがたいか。

僕は30歳から74歳のいままで44年、一度も医者にかかってない。薬も歯の痛み止めを2錠だけ。家族には「倒れても救急車を呼ぶな。延命治療はいっさいするな」というリビングウイル（事前意思表示書）を渡してある。

検査を受けないと、肝臓にあるがんは、8㎝ぐらいに育ってしこりが手に触れるまでわからない。そこからの余命はおよそ半年。しこりに気づいてから、わずか1週間で逝った患者さんもいた。「沈黙の臓器」肝臓は、こわれる寸前まで黙々とはたらき続けるのだ。

いままでいろいろな場で「どうせ死ぬならがんがいい。選べるなら、苦しまないで逝ける肝臓がんが理想」と言ってきた。そのとおりになった！

僕はこの半年、ありがたいことに苦痛もだるさもなく、仕事を続けながら人生をしまう準備ができた。まとめるものはまとめ、捨てるものは捨て、遺書を更新した。緩和ケア診療所と、訪問介護を頼める事業所を見つけて、いつでも来てもらえるように手続きした。

セカンドオピニオン外来は先月、「10周年記念パーティ」をやって、めでたくお開きにした。会いたい人を招き、ひとりひとりと握手して、心の中で別れを告げた。その夜、妻とも「いつお迎えがきてもおかしくない年齢になったね」と、しみじみ語りあった。

「お互いまあまあ、好きに生きられたわね」「学生結婚してからずっと、きみの手のひらの上で、やりたいことができた。もし僕が先立ったら、幸せな人生だったと祝福してね」

妻は僕の異変に気づいていたと思うけど、なにも言わなかった。お互い医者だからか、相手が言い出さない限り、体調のことには触れないできた。

花がうちにきて4日目、僕は一気に食べられなくなり、しんどくなり、ヘルパーさんに朝晩2時間ずつ来てもらうことにした。ボビーの散歩、ボビーと花へのエサやり、買い物や掃除・洗濯、異変がおきたときの家族への連絡……。すべてお任せで安心。

腕も眼も黄色くなってきた。黄疸だ。肝臓がもう、老廃物を処理できなくなっているのだ。

とろとろと、眠ってばかりいる。なつかしい思い出や人が時々浮かんでくるけど、輪郭がぼやけて前世のできごとのようだ。もう半分あの世にいるのか……。

ケータイが鳴った。妻からだ。岡山に着いた、という連絡のあと5日ぶりかな。

「どうしたの？　ぜんぜん声に力がないけど」「実は、半年前から肝臓が腫れてきてね。しこりが大きくなって、黄疸が出て、ヘタりこんでるんだ」

妻は、僕がアメリカに留学したいと言った時も、「これから医療界と闘うから、失業するかもしれない」と言った時も、「わかった。家のことは任せて」と、どっしり構えていた。今回も「…………わかった。とにかく死ないで。途中で娘をピックアップして、9時間で帰れると思う」「了解。気をつけて」。このシンプルさに、どれだけ救われてきただろう。

それから、こんこんと眠り続けたようだ。目がさめたら、妻と娘が僕をのぞきこんでいた。

「あなた！」「パパ！」

「ああ、おかえり。グッドタイミングだね」

「もう、ここまで黙ってるなんて。でも、『医者にも行かず、薬も飲まず』を最後まで貫いたね。マコトのがん放置療法に、心から敬意を表します」「パパ、育ててくれてありがとう。ボビーも子ネコも、ちゃんと面倒見るから安心してね」「こっちこそ、ふたりにいっぱい、あ・り・が・と……」。最後は声がかすれてしまった。

ボビーはさっきから、僕の太ももを前足でカリカリ、カリカリ、ひっかいている。「かまってかまって」のサインだ。ごめんね、ボビー、もうかまってあげられないんだ。天国で、いっぱい遊ぼうね。

花が僕のおなかの上によじのぼってきた。花が大きくなるまで、生きていたかったなあ。

じゃあ、僕はお先に。

あるじの亡骸の右肩にボビー、左のワキ腹に花が身をよせて、いつまでも離れようとしなかった……。

［完］

［著者プロフィール］

近藤誠

1948年東京都生まれ。「近藤誠がん研究所」所長。1973年、慶應義塾大学医学部を卒業。76年、同医学部放射線科に入局。83年～2014年同医学部講師。12年「乳房温存療法のパイオニアとして抗がん剤の毒性、拡大手術の危険性などの啓蒙を続けてきた功績」により「第60回菊池寛賞」受賞。13年、東京・渋谷に「近藤誠がん研究所・セカンドオピニオン外来」（https://www.kondo-makoto.com/）を開設、6年間で9,000組以上の相談に応える。『がん放置療法のすすめ』（文春新書）、『医者に殺されない47の心得』（アスコム）、『がんより怖いがん治療』（小社刊）、『眠っているがんを起こしてはいけない』（飛鳥新社）ほか著書多数。2022年8月13日、永眠。

萬田緑平

1964年生まれ。在宅緩和ケア医。1991年、群馬大学医学部を卒業、同大学附属病院第一外科に所属。県内外の病院外科勤務を経て2008年から群馬・高崎の「緩和ケア診療所・いっぽ」で終末期の患者を担当。2017年に「緩和ケア　萬田診療所」（http://www.kanwamanda.com/）を開院し、院長として「自宅で最期まで幸せに生き抜くお手伝い」を続けている。白衣を着ない主義。患者さんに喜んでもらうため、手品の腕も磨く。著書に『穏やかな死に医療はいらない』（朝日新書）、『家に帰ろう～在宅緩和ケア医が見た旅立つ命の奇跡～』（徳間書店）。在宅緩和ケアを広げるための講演活動を積極的に行っている。

萬田緑平ツイッター（https://twitter.com/ryokuhei）

世界一ラクな「がん治療」

2016年11月21日　初版第1刷発行
2023年3月7日　　第3刷発行

著　　者　近藤 誠、萬田緑平
発 行 者　下山明子
発 行 所　株式会社 小学館
〒101-8001　東京都千代田区一ツ橋2-3-1
電　　話　（編集）03-3230-5127　（販売）03-5281-3555
印 刷 所　共同印刷株式会社
製 本 所　牧製本印刷株式会社
D T P　株式会社昭和ブライト

ブックデザイン　轡田昭彦＋坪井朋子
撮　　影　五十嵐美弥（小学館）
編集協力　日高あつ子

ISBN978-4-09-388514-0

制作／太田真由美・酒井かをり・斉藤陽子　販売／窪 康男　宣伝／井本一郎
校閲／小学館出版クォリティーセンター　編集／小澤洋美